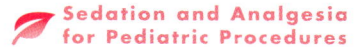

こどもの検査と処置の
鎮静・鎮痛

元静岡県立こども病院麻酔科 **堀本　　洋** ｜
大阪府立母子保健総合医療センター **木内恵子** 編著
静岡県立こども病院麻酔科 **諏訪まゆみ** ｜

中外医学社

執筆者一覧 （執筆順）

堀本　　洋	元静岡県立こども病院麻酔科科長
山口　嘉一	横浜市立大学医学部生体制御・麻酔科学
木村　朱里	北里大学医学部耳鼻咽喉科
守本　倫子	国立成育医療研究センター耳鼻咽喉科
勝盛　　宏	河北総合病院小児科部長
北村　祐司	モントリオール小児病院麻酔科 McGill 大学テクニカルフェロー
木内　恵子	大阪府立母子保健総合医療センター診療局長
木ノ元直樹	木ノ元総合法律事務所
井上　信明	東京都立小児総合医療センター救命救急科医長
釜田　峰都	静岡県立こども病院麻酔科
満下　紀恵	静岡県立こども病院循環器科
藤永あゆみ	静岡県立こども病院麻酔科
野口いづみ	鶴見大学歯学部歯科麻酔学講座准教授
伴　由布子	静岡県立こども病院新生児科
鈴木　康之	国立成育医療研究センター手術・集中治療部
中村　文人	自治医科大学とちぎ子ども医療センター小児手術・集中治療部
竹内　　護	自治医科大学麻酔・集中治療医学教授
諏訪まゆみ	静岡県立こども病院麻酔科
梶田　博史	静岡県立こども病院麻酔科
小林　　充	静岡県立総合病院麻酔科
棚瀬　佳見	あいち小児保健医療総合センター総合診療部
亀島　里美	あいち小児保健医療総合センター看護部
岩崎　浩康	あいち小児保健医療総合センター放射線科
渡邉　文雄	静岡県立こども病院麻酔科

はじめに

　小児が検査や処置を受ける時には，鎮痛や鎮静が必要となることがままあります．痛みを伴う処置に鎮痛が必要であるのは言うまでもありませんが，痛みがなくても，数十分間，じっとしていることが難しい幼児や小児では鎮静が必要となります．検査や処置を受ける子供たちが苦痛や恐怖を味わうことなく，また，上気道閉塞や呼吸抑制，循環抑制をきたさず，必要な検査や処置が安全に，効率よく行えれば理想的です．緊急の検査で絶飲食制限が行えない場合には誤嚥の危険性もあります．検査や処置を担当したり，検査中に読影などに関与する医師以外に，鎮痛や鎮静を受ける子供にずっと目を配り必要なモニターを使用しながら見守れる医師が付いているのが望ましいですが，検査や処置は手術室外で行われることが多く，大部分の施設で麻酔科医がかかわれないのが現状です．本書は，小児科医，外科系医師，歯科医師が検査や処置の際の鎮痛・鎮静を安全に行うための基本的な知識やコツやポイント，考慮すべき注意点を簡潔にわかりやすくまとめたものです．

　前半は総論を述べていて，上気道管理，合併症，絶飲食基準，小児救急室での管理などを説明し，医療事故と判例を紹介しています．後半は各論で個々の検査を取り上げ，それぞれの投与経路の異なる麻酔薬の使用方法について具体的に説明しています．

　本書の企画・編集者で静岡県立こども病院麻酔科医長の堀本 洋先生は手術室外での検査や麻酔の安全性について常々関心が深く，その改善に力を注いでこられ，本書を企画されましたが，本書が完成する前に不慮の事故で帰らぬ人となってしまわれました．ぜひとも刊行を遂行するために，先生のご意志を引き継がせていただきました．本書は堀本先生の遺作ともいうべきものです．

　これまで小児の鎮痛や鎮静に携わってこられて苦労されてきた医師や，これから勉強しようとする先生方の一助となれば幸甚であります．

2013年8月31日

編集者

目　次

I　総論

1. 鎮痛・鎮静中の安全性を確保するには 〈堀本　洋〉 2
   - A　子どもの鎮静時のリスク 3
   - B　リスク軽減への方策 5
2. 小児の鎮痛・鎮静薬使用前評価 〈山口嘉一〉 11
3. 鎮静・鎮痛薬使用時の合併症 〈木村朱里　守本倫子〉 21
   - A　鎮静の方法 21
   - B　鎮静薬により起こりうる合併症 22
   - C　合併症の生じる機序 22
   - D　解剖学的な気道狭窄症例 23
   - E　合併症を引き起こさないために 27
4. 日本の子どもの鎮静の実態と合併症 〈勝盛　宏〉 30
   - A　対象と方法 31
   - B　結果 31
5. 鎮静時の上気道管理（挿管，声門上ディバイス） 〈北村祐司〉 41
   - A　まずはポジショニングから 41
   - B　気道確保器具による利点と欠点 42
   - C　器具を挿入するときには深い鎮静を 42
   - D　声門上ディバイスを有効に使う 43
   - E　思わぬ気道確保困難時にも声門上ディバイスを 45
   - F　鎮静時の新しい上気道管理法の可能性 45
6. 鎮静・鎮痛前絶飲食基準 〈木内恵子〉 46
   - A　絶飲食時間設定の必要性について 46
   - B　鎮静・鎮痛の程度と飲食制限の必要度 49

- 7. 鎮静に伴う医療事故と判例 ……………………〈木ノ元直樹〉 54
  - A 麻酔事故における争点 ……………………………………… 55
  - B 麻酔薬投与の適否（医薬品添付文書違反の有無）…… 56
  - C 患者管理・観察義務違反 …………………………………… 58
  - D 説明義務違反 ………………………………………………… 61
- 8. 救急室での小児の鎮静・鎮痛 ……………………〈井上信明〉 64
  - A 救急室における鎮静・鎮痛の特徴 ……………………… 65
  - B 救急室での鎮静の実施を決定する前に考察すべきこと 65
  - C 普段から準備しておくこと ……………………………… 66
  - D 鎮静への系統的アプローチ ……………………………… 67
  - E 記録 …………………………………………………………… 72
  - F 鎮静を避ける方法 ………………………………………… 72

II 各論

- 1. 鎮静の分類 …………………………………………〈釜田峰都〉 76
  - A 鎮静の分類 …………………………………………………… 76
  - B 検査中における鎮静レベルの評価 ……………………… 78
- 2. 個々の鎮静
- A. MRI ……………………………………………………〈釜田峰都〉 82
  - A MRI検査特有の注意点およびリスクを理解する …… 82
  - B MRI検査時のリスクを減らすために …………………… 84
- B. 経胸壁心エコー検査時の鎮静 ………………………〈満下紀恵〉 89
  - A 対象 …………………………………………………………… 90
  - B 鎮静薬投与前の工夫 ……………………………………… 90
  - C 鎮静薬使用 ………………………………………………… 91
- C. 心臓カテーテル ………………………………………〈釜田峰都〉 93
  - A 心臓カテーテルで行われる検査・治療や合併症 ……… 93
  - B 全身麻酔の必要性 ………………………………………… 93
  - C 静岡こども病院における鎮静方法 ……………………… 95

D.	脳波検査時の鎮静		〈堀本　洋〉	99
	A	トリクロホスナトリウムと抱水クロラール		99
	B	経口・経直腸鎮静薬で鎮静失敗した場合の対処		100
E.	核医学検査		〈藤永あゆみ〉	104
	A	静岡県立こども病院における核医学検査の現状		104
	B	当院の「検査時鎮静指針」		105
	C	具体的な鎮静方法		107
	D	麻酔科管理での鎮静		108
F.	消化管内視鏡検査		〈藤永あゆみ〉	110
	A	前処置		110
	B	鎮静方法		111
	C	全身麻酔		112
	D	モニターと必要な準備		113
	E	検査後		113
	F	合併症		113
G.	歯科治療時		〈野口いづみ〉	116
	A	歯科における鎮静法の適応症		116
	B	鎮静法の実際		116
	C	ハンディキャップ児について		118
	D	歯科における問題点と注意		119
H.	マルク・ルンバール検査時の鎮静・鎮痛		〈堀本　洋〉	123
	A	マルクとルンバールとでどちらが痛みや恐怖感が強いか？またその痛みの強さはどのくらいか？		123
	B	マルク・ルンバール時に望まれる鎮静・鎮痛法		124
	C	文献上使用されているマルク・ルンバール時鎮静・鎮痛薬		125
	D	静岡県立こども病院での鎮静・鎮痛薬		126
	E	プロポフォール投与の実際		127
3.	新生児・乳児期早期鎮静方法		〈伴由布子〉	129
	A	Feed and wrap 法		129

B　トリクロホスナトリウム・抱水クロラール ……………… 130
　　　C　静注鎮静薬 ……………………………………………… 131
　　　D　その他 …………………………………………………… 131
4. 亜酸化窒素を用いた鎮痛 ……………………………〈堀本　洋〉133
　　　A　亜酸化窒素の基礎的薬理 ……………………………… 133
　　　B　亜酸化窒素の使用法 …………………………………… 134
　　　C　臨床的適応 ……………………………………………… 135
　　　D　副作用 …………………………………………………… 135
　　　E　利点 ……………………………………………………… 135
5. 静脈麻酔薬による鎮静, 鎮痛
　A. プロポフォール ………………………………〈鈴木康之〉138
　B. バルビタール（チオペンタールナトリウム,
　　　チアミラールナトリウム） ………………〈鈴木康之〉147
　C. デクスメデトミジン ………………〈中村文人　竹内　護〉151
　D. ケタミン ……………………………〈中村文人　竹内　護〉155
6. 経口・注腸鎮静薬の使い方
　A. トリクロホスナトリウム
　　　（トリクロリール®シロップ10％）……………〈諏訪まゆみ〉159
　B. 抱水クロラール（エスクレ®坐剤）……………〈諏訪まゆみ〉165
7. 局所麻酔薬, 局所麻酔薬テープ・クリームによる鎮痛
　　　　　　　　　　　　　　……………………〈梶田博史〉170
　　　A　局所麻酔の注意点 ……………………………………… 171
　　　B　代表的な局所麻酔薬 …………………………………… 171
　　　C　局所麻酔薬の合併症 …………………………………… 172
　　　D　局麻テープとクリーム ………………………………… 173
8. 鎮静・鎮痛時設備, 体制, モニター ……………〈小林　充〉175
　　　A　小児の鎮静の特徴とモニタリングの重要性 ………… 175
　　　B　モニタリングの種類 …………………………………… 176
　　　C　AAP・AAPDのガイドラインの概要 ………………… 179
　　　D　鎮静中および緊急時に必要な準備, 体制 …………… 180

9. 静岡県立こども病院における検査時鎮静指針 … 〈堀本　洋〉 182
10. 鎮静・鎮痛時プレパレーション
　　　　　………………〈棚瀬佳見　亀島里美　岩崎浩康〉 189
　　A　MRI検査におけるプレイ・プレパレーション方法の
　　　　開発と実践＜鎮静薬なし編＞ ……………………… 189
11. 鎮静後の帰宅基準 ………………………… 〈渡邉文雄〉 196
　　A　鎮静後の帰宅基準 ……………………………………… 196
　　B　鎮静後に起こりうる合併症 …………………………… 198
　　C　当院での日帰り鎮静後の流れ ………………………… 199
　　D　入院の必要性を判断 …………………………………… 201
　　E　帰宅後のフォローアップ ……………………………… 202

MRI検査時の鎮静に関する共同提言（案）早見表 ……… 204

索引 ……………………………………………………………… 211

I

総論

1 鎮痛・鎮静中の安全性を確保するには

◆ポイント◆

- 鎮静薬を用いた鎮静時の心停止頻度は全身麻酔中の心停止頻度とほぼ同等であり，鎮静中は生命への危険性を十分にはらんでいることを認識すべきである．
- 鎮静中には患者を専任に観察，バイタルサインなどを記録する医師または医療従事者が必ずいることが重要である．
- 鎮静前から危険性を予測すること，鎮静前評価を行うことが合併症発生予防となる．
- 鎮静中の合併症には呼吸関連が多い．
- 鎮静中のモニターとして最も有用なのは経皮酸素飽和度計ではなく呼気二酸化炭素モニターであり，呼吸関連トラブルを早く，そして確実に知らせてくれる．

　鎮静・鎮痛に伴う気道閉塞によって低酸素脳症や心停止が起こる，と噂で耳にすることはあっても系統立てた調査が行われたことはなかったが，ようやく2011年MRI検査時鎮静管理に関する実態調査が日本小児科学会医療安全委員会から発表された．アンケート調査により416施設で心停止症例が3例あったことが報告された．この報告は医療者だけでなく一般の方にも大きな衝撃を与えた．しかしそれは氷山の一角に過ぎず，医療安全のハインリッヒの法則（1：29：300）から推測すると心停止に近い状況はもっと多数回起こっているものと考えられる．鎮静薬の使用，そして麻酔状態の患者観察に慣れ，気道確保技術に最も優れている麻酔科医が手術室での多くの仕事を抱えている現況を考えると麻酔科医が全ての子どもの鎮静に携わるわけにもいかず，ほとんどを麻酔科医以外の他科医がやらなければならないのが現状である．小児の鎮静には大きな危険性をはらんでいること，またどうすれば回

避できるかを鎮静を担当する全ての医師が知っておくべきである．

A 子どもの鎮静時のリスク

1. 鎮静中の心停止頻度は全身麻酔中とほぼ同じ!!

　Malviyaら[1]は平均年齢2.96歳の1,140人に非麻酔科医による鎮静中1例が無呼吸からバッグ&マスクによる蘇生を必要とした，と報告している．Craveroら[2]は26施設における30,037症例の鎮静症例中1例（0.33回対1万回）の心停止が発生したと後方視的調査から発表した．またCraveroら[3]は2009年にはプロポフォールを唯一の鎮静薬として用いられた37施設，49,836症例の鎮静症例を調査したところ2例（0.4回対1万回）の心停止が発生したとしている．

　一方Morrayら[4]の報告によれば小児麻酔中の心停止頻度は，0〜18歳の92,881例を対象に0.65回対1万回の麻酔だった（表1）．数字上は鎮静中の心停止頻度より高い．しかし麻酔時には全身麻酔中の心停止頻度が最も高い新生児期症例もいるが，新生児に鎮静薬を用いて鎮静することはそれほど多いことではない．また瀕死の重症例も手術室には来ることはあっても鎮静薬を用いて鎮静することは少ないと思われる．それらの患者を除外すれば，鎮静中と全身麻酔中の心停止頻度はかなり近い値になるのではないかと考える．

　全身麻酔中には必ず少なくとも一人の麻酔科医が患者をずっと管理するのに対し，現状でははたして鎮静中に少なくとも一人の気道管理に熟達した医師が患児からひとときも目を離さず専属に管理してくれているだろうか．

● 表1 ● 小児鎮静中，ならびに全身麻酔中の心停止頻度
（全身麻酔の対象は0〜18歳）

	心停止頻度（1万回当たり）	調査症例数	報告年	報告者
鎮静中	0.33回	30,037	2006	Cravero[2]
	0.4回	49,836	2009	Cravero[3]
全身麻酔中	0.65回	92,881	2011	Morray[4]

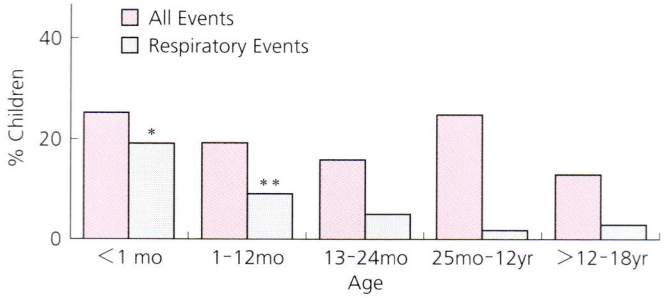

● 図1 ● 年齢と鎮静中合併症頻度の関係
呼吸器関連合併症の年齢別全体に対する割合[1].

2. 子どもの鎮静中どんな合併症が起きやすいのか？

Coté ら[5] の鎮静時のアクシデント症例をまとめた報告中最初に異常で気づかれたイベントで呼吸に関連したものは全体の84.3%であったとしている．Malviya ら[1] は年齢が低いほど呼吸に関する合併症の割合が高いことを示している（図1）．Agrawal ら[6] は1,014人の鎮静中に77回の合併症が発生し，そのうち呼吸関連が65%を占めていたことを報告している．鎮静中には呼吸関連異常が多いという事実はかえって鎮静時の合併症を防ぐ際に何のモニターが必要なのかが明らかになる．すなわち日本ではほとんどの症例が経皮酸素飽和度計によるモニターだけで患者監視されていることが多いと思われるが呼吸系モニターを併用することによってより早く，より確実に呼吸関連合併症が発生したことを知ることができるようになる．そしてより早く低酸素症の発生を予見できるようになるのである．

3. なぜ子どもでは鎮静時のリスクが高いのか？

子どもは検査中じっとして我慢することができず，年長児に比べてより深い鎮静レベルが必要となる．また安静時酸素消費量が多い割に機能的残気量が少ない，アデノイド，扁桃が肥大している子どもが多いなど解剖学的，生理学的にも呼吸抑制や低酸素症を引き起こしやすいことも原因である．

4. 鎮静中合併症発生を予測しよう

1) 鎮静レベル

Hoffmanら[7]は予定した鎮静レベルがconscious sedationだった場合の合併症発生頻度は3.8%，それがdeep sedationになると9.2%にも有意に鎮静が深い程合併症の発生頻度が高まることを明らかにした．Agrawalら[6]の結果を現在の鎮静レベルに置き換えて判断すると，minimal sedation時4.0%，moderate sedation時7.1%，deep sedation時15.1%とやはり鎮静レベルが深くなるにつれ上昇する．

2) 呼吸関連合併症発生に強く関係する諸因子

Craveroら[3]はプロポフォール単剤による鎮静中呼吸関連合併症発生リスクをいろいろな因子で調べた．鎮静管理者が麻酔科医と他科医の比較では，有意差はなかったけれども他科医のほうがオッズ比1.15で頻度はやや高かった．ASAリスクではⅢ以上ではⅠやⅡに比べ1.99倍と有意に高く，年齢別では6カ月未満児は8〜18歳児に比べて1.77倍と有意に高く，また麻薬の使用は2.18倍と有意に上昇させることを明らかにした．同様な傾向をMalviyaら[1]も報告している．

3) 鎮静薬数

また使用した鎮静薬数が関与することが明らかになっている．Hoffmanら[7]によれば合併症の発生する頻度は1剤であれば2.7%，2剤となると6.0%，3剤ともなると14.5%へと上昇する．単剤で十分な効果が得られないときに鎮静薬を重ねることは合併症の発生を高めることになる．デクスメデトミジンは今現在のところ小児の鎮静への適応はないが呼吸抑制のほとんどない有用な鎮静薬として知られている．私たちはデクスメデトミジンを使用した鎮静薬数に含める必要はないと考えている．

B リスク軽減への方策

1. どのようにしたら合併症の発生率を減少させられるのか？

麻酔中の心停止頻度が昔に比べると大幅に減少しているがそこには学会を中心として数多くの努力がされてきたからである．ガイドライン作成，モニター指針の作成，学術集会などにおいてより安全な麻酔方法や麻酔中モニ

ターの確立などをめざしてきた．他にも麻酔薬の発達なども十分考えられる．鎮静の場面でも同様の努力が必要である．学会の設立，気道管理技術トレーニング，蘇生技術の改善，鎮静ガイドラインの作成などが急がれる．今現在日本には統一された鎮静時ガイドラインは存在しないが米国麻酔学会，米国小児科学会の設定するガイドラインを大いに参照すべきである．

2. 高リスク児への評価と対応

高リスク患者ではあらかじめ鎮静を開始する場所も考慮しておかなければならない．応援の人手があり，モニターもしっかりとした場所で鎮静を開始することが望ましい．私たちは通常は麻酔科医の多くいる手術室と同フロアーにある処置室内で行うが気管挿管による気道確保が予想される場合には手術室内で行うこともしばしばある．声門上デバイスあるいは気管チューブによる積極的な気道確保が大きな安全をもたらしていると考える．

鎮静前評価の最重要点は気道への評価である．鎮静薬にしろ全身麻酔薬にしろ最も早く発生する合併症が，そして鎮静施行者を悩ませるのが気道閉塞である．夜間のいびき，睡眠時無呼吸の有無，睡眠時の好んでとる体位への質問，扁桃肥大の有無の診察などが評価をするうえで助けとなる．またダウン症候群など染色体異常，クルーゾン病やアペール症候群のような頭蓋縫合早期癒合症では強い気道閉塞をきたすことが多い．アデノイド，扁桃肥大をきたしている児は常に口を開けているので診察時に容易に判断できる．扁桃肥大の程度を確認する目的で口腔内診察は必須である．

3. ルーチンの鎮静前評価と準備

鎮静前の順序立てた評価が合併症発生を減少させると強調されている（表2）[8]．

4. 鎮静中管理，モニターと記録

最も優先されなければならないことは，ひとときも目を離さず患者を連続的に監視する監視専任の医師または医療スタッフが存在する，というシステムの設定である．そして時間の経過を追って酸素飽和度，血圧，心拍数，呼

表2　鎮静前評価と準備（文献8を改変）

①対象者：どの患者も対象となるが，重症者，気道に解剖学的異常があったり，扁桃が非常に肥大している場合には特別な考慮が必要となる．
②医療従事者が観察できるところでのみ鎮静薬投与を行うこと．つまり家庭で鎮静薬を飲ませることは危険である．
③鎮静前は重点的に気道評価をすること．気道閉塞には積極的な介入が必要で，閉塞症状が発生してからではなく，鎮静後検査施行前に積極的な気道確保管理が必要となる場合も多い．いびき，睡眠時無呼吸症候群の有無の聴取は重要である．
④以前の鎮静，麻酔歴を確認しておくこと
⑤鎮静時に起こりうる合併症や鎮静時の体制などを保護者に説明し，承諾書を得ておくべきである．
⑥誤嚥の頻度が少なくエビデンスを得ることができなかったが定時の鎮静症例においては日本麻酔科学会が推奨する経口摂取制限を守るべきである（表3）．
⑦投与する鎮静薬の薬力学，薬動態学を理解しておくこと
⑧気道管理に対して適切なトレーニングと技術が必要となる．
⑨気道管理や静脈ライン設置に必要で適切な器具，設備の準備
⑩適切な薬剤の確保と拮抗薬の準備
⑪鎮静を行い，十分な患者監視を可能にするための十分な数の医療従事者
⑫十分な医療スタッフの数だけでなく，緊急事態が発生した場合にはすぐに利用できる緊急用設備，器具がすぐそばになくてはならない．
⑬鎮静中と鎮静後の適切な生理学的モニター
⑭救急カートの整備：緊急カートがすぐに使用できるように整備しておかなければならない．カート内にはどの年齢にも対処できるよう各種サイズの蘇生用具と蘇生薬品が定期的にチェックされ，整備されていなければならない．
⑮緊急事態へのサポート：特に非病院施設で緊急事態が発生したときには救急車の手配ができる，また生命に関わる合併症が発生したときには救急隊の発動を速やかにできる体制を確立し，日頃訓練しておかなければならない．病院内でも院内緊急事態発生時コールシステムあるいはMET（医療緊急事態チーム）をすぐに発動でき，助けがすぐに来てくれるようなシステムを構築し，医療スタッフ全員が発動方法などを把握しておくべきである．

吸数などのバイタルサインを少なくとも5分毎に記録しておかなければならない．MRIのように患者の観察が困難な場合には，十分な換気が行われているかをモニターするのに呼気二酸化炭素モニターの使用が推奨される．ま

● 表3 ● 鎮静薬投与前経口摂取制限

清澄水	2時間
母乳	4時間
人工乳，牛乳	6時間
軽食	6時間

た専属監視者は全ての薬物の投与時間，投与量，薬品名，投与ルート，吸入麻酔薬を使用している場合には吸入麻酔薬濃度，吸入酸素濃度なども記録しておくべきである．記録することによって合併症が発生した際にはその記録を元に原因を究明できる点が有用である．

経皮酸素飽和度計は決して呼吸系モニターの代わりとはならない．呼気二酸化炭素モニターは呼吸系モニターのなかで換気の十分さをモニターできる最も重要なもので，気道の完全閉塞や無呼吸発生時には正確な情報を与えてくれる．Lightdale ら[9]はそのモニターを組み込むことによって組み込んではいない群と比べて低酸素症の発生を24%から11%へと有意に減少させることができた．また Kannikeswaran ら[10]はMRI鎮静中に呼吸系合併症の発生リスクの高い1～10歳の精神発達遅延児のMRI時鎮静中に低酸素症が18%に発生したが，酸素飽和度計に異常が検知される前に呼気二酸化炭素モニター上での異常に気づかれたのが70%もあり，呼気二酸化炭素の異常に気づいてから経皮酸素飽和度計での低酸素に気づくまでの平均が4.4分であったとしている（図2）．4分あれば十分に対処する時間はあり，呼気二酸化炭素モニターを応用することによって患児の安全性が十分確保することができる．この報告からも呼気二酸化炭素モニターの重要性が理解できるものと思われる．

5．鎮静後評価

鎮静後には退院基準を満たした時間と状態，意識レベル，空気吸入下での酸素飽和度も記録されておくべきである．意識レベルは鎮静前と同じであるべきである．長い半減期の鎮静薬が用いられた場合には元の状態に戻るまで

1. 鎮痛・鎮静中の安全性を確保するには

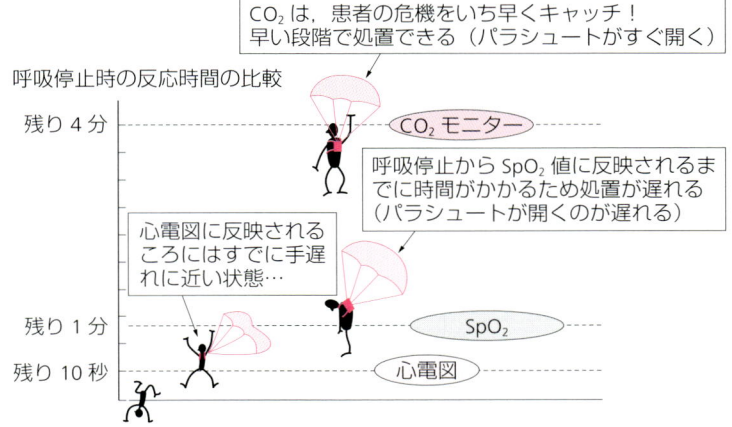

● 図2 ● 呼吸停止がモニターに反映されるまでの時間
呼気二酸化炭素モニターを付けていれば呼吸停止をすぐに認識できる[11].

により長い時間を要するかもしれない．また再鎮静の可能性もあることを理解しておく．回復したと判断できる状態とは，患児を静かな環境において少なくとも20分間覚醒し続けていられること，が単純な評価方法であるとされている．抱水クロラール，トリクロホスナトリウム，ペントバルビタールのような排泄半減期の長い薬剤を使用した際には通常より長い時間の観察が必要となる．さらに車で帰宅する場合，2人以上の成人が子どもに付き添って帰宅すべきであり，鎮静前に家族に周知させておくべきである．帰りの車の中で再鎮静が起こり気道閉塞などの合併症が起こりうるからである．

■文献
1) Malviya S, Voepel-Lewis T, Tait AR. Adverse events and risk factors associated with the sedation of children by nonanesthesiologists. Anesth Analg. 1997; 85: 1207-13.
2) Cravero JP, Blike GT, Beach M, et al. Incidence and nature of adverse events during pediatric sedation/anesthesia for procedures outside the operating room: Report from the pediatric sedation research consortium. Pediatrics. 2006; 118: 1087-96.

3) Cravero JP, Beach ML, Blike GT, et al. The incidence and nature of adverse events during pediatric sedation/anesthesia with propofol for procedures outside the operating room: A report from the pediatric sedation research consortium. Anesth Analg. 2009; 108: 795-804.
4) Morray JP. Cardiac arrest in anesthetized children: recent advances and challenges for the future. Pediatr Anesth. 2011; 21: 722-9.
5) Coté CJ, NottermanDA, Karl HW, et al. Adverse sedation in pediatrics: A critical incident analysis of contributing factors. Pediatrics. 2000; 105: 805-14.
6) Agrawal D, Manzi SF, Gupta R, et al. Preprocedural fasting state and adverse events in children undergoing procedural sedation and analgesia in a pediatric emergency department. Ann Emerg Med. 2003; 42: 636-46.
7) Hoffman GM, Nowakowski R, Troshynski TJ, et al. Risk reduction in pediatric procedural sedation by application of an American Academy of Pediatrics/American Society of Anesthesiologists process model. Pediatrics. 2002; 109: 236-43.
8) 堀本 洋．子どもの検査・処置時の鎮静を安全に行うには．日本医事新報．2012; 4612: 82-8.
9) Lightdale JR, Goldmann DA, Feldman HA, et al. Microstream capnography improves patient monitoring during moderate sedation: A randomized, controlled trial. Pediatrics. 2006; 117: e1170-8.
10) Kannikeswaran N, Chen X, Sethuraman U. Utility of endtidal carbon dioxide monitoring in detection of hypoxia during sedation for brain magnetic resonance imaging in children with developmental disabilities. Pediatr Anesth. 2011; 21: 1241-6.
11) Swedlow DB. "Capnography". A useful clinical monitor for the anesthesiologist. ASA refresher course. 1991.

〈堀本　洋〉

2 小児の鎮痛・鎮静薬使用前評価

◆ポイント◆
- 術前評価では気道の評価が重要
- 待機的な鎮静では絶飲食時間に注意
- 過去の鎮静時の使用薬剤と鎮静状況を確認すること

　鎮痛・鎮静薬の使用前に系統的な評価を行うことで，合併症の発生率は低下する[1]．特に，鎮静・鎮痛に伴う合併症の半分は患児についての情報の不足と，薬剤についての知識の不足が原因である．本稿では American Academy of Pediatrics のガイドラインおよび小児の鎮痛・鎮静に関する論文に基づいて鎮痛・鎮静前評価について記載する[2,3]．

　鎮静・鎮痛薬使用の合併症で多いのは，上気道閉塞（分泌物増加を含む）・無呼吸，嘔吐である．これらの合併症を防ぐためには，系統的に患児を評価することが重要である．鎮静・鎮痛の計画を立てるまでに確認すべき事項（表1），鎮静・鎮痛当日に再度確認すべき事項（表2）を示す．

身長・体重

　鎮静薬の投与量は体重から算出されることが多い．患児が肥満を呈する場合は，**鎮静薬の種類により実体重・除脂肪体重・理想体重のどれに基づいて薬剤投与量を決定するべきか異なる**[4]．また，肥満は上気道閉塞のリスク因子である．

バイタルサイン

　鎮静前に**必ずバイタルサイン（心拍数・血圧・呼吸回数・経皮酸素飽和度・体温）を測定する**．

　鎮静中も定期的にバイタルサインを把握することが必要である．感冒症状

● 表1 ● 鎮静・鎮痛前評価

神経
- ☐ 意識レベル低下
- ☐ 頭蓋内圧亢進
- ☐ 痙攣のコントロール不良

消化器
- ☐ 胃食道逆流
- ☐ 腸閉塞

上気道
- ☐ 顔面奇形
- ☐ 閉塞性睡眠時無呼吸
- ☐ アデノイド扁桃肥大
- ☐ 口蓋扁桃肥大
- ☐ 小顎・巨舌
- ☐ 肥満
- ☐ 吸気時喘鳴
- ☐ いびきの有無

- ☐ 心疾患
- ☐ 肺疾患
- ☐ 腎疾患
- ☐ 肝疾患

内服
- ☐ ステロイド
- ☐ P450に影響する薬剤

ASA　PS _____

既往歴
- ☐ 鎮静の既往
- ☐ 全身麻酔の既往
- ☐ 既往があった際の合併症の有無

- ☐ アレルギー（トロピカルフルーツに注意）
- ☐ 悪性高熱の家族歴
- ☐ ワクチンの接種

● 表2 ● 鎮静・鎮痛当日の再確認事項

- ☐ ID・氏名・住所・電話番号・連絡先
- ☐ 同意書（両親の署名）
- ☐ 観察者（運転手は観察者になれない）
- ☐ 絶飲食時間（最終飲水，最終食事）

確認すべき所見
- ☐ 身長・体重
- ☐ バイタルサイン　心拍数・血圧・酸素飽和度・体温・呼吸回数
- ☐ 意識
- ☐ 鼻水
- ☐ 咳嗽
- ☐ 喘鳴
- ☐ 嘔吐

や上気道にむくみがある状態での鎮静は気道関連合併症を増加させることになる．

同意書

同意は，説明を行ったのち書面で得る．待機的な鎮静では**両親の署名**が揃っていることが望ましい．

絶飲食時間

最終の飲水・食事時間を守ることは非常に重要であるが，鎮静と絶飲食時間の関係を調べた報告は少ない．そのため，ガイドラインでは**待機的鎮静の場合には American Society of Anesthesiology のガイドライン**[5]**に準じて絶飲食時間を守るべきである**としている（表3）（「鎮静・鎮痛前絶飲食基準」の稿を参照）．

米国麻酔学会術前状態分類　ASA physical status classification

患者の全身状態の程度（ASA physical status classification）（表4）と耐えうる鎮静深度（表詳細は各論「鎮静の分類」を参照）には関連がある．**ASA PS1-2 の患者は深鎮静にもよく耐えるが，気道関連のリスクがある患児や PS3-4 の症例を鎮静・鎮痛する場合には，トレーニングされた医師や麻酔科医の応援を検討するべきである**．

●表3　絶飲食時間[5]

清澄水	2 時間
母乳	4 時間
人工乳	6 時間
軽食	6 時間

脂肪分を多く含む食事では，gastric empting が遷延するので適切な絶飲食時間を確保する必要がある

表4 ASA physical status classification
米国麻酔学会術前状態分類

Ⅰ．（手術となる原因以外は）健康な患者
Ⅱ．軽度の全身疾患をもつ患者
Ⅲ．重度の全身疾患をもつ患者
Ⅳ．生命を脅かす重度の全身疾患をもつ患者
Ⅴ．手術なしでは生存不可能な瀕死状態の患者
Ⅵ．脳死患者

妊娠の有無

医師・患者関係を損ねないように女性看護師に尋ねてもらう，シートに記載するなどの配慮が必要である．

アレルギー

アレルギーの既往がある場合には，必ず症状・医学的介入を確認する（アナフィラキシーなのか，エピネフリン使用の有無など）．

トロピカルフルーツアレルギー（マンゴー，キウイ，バナナなど）の患者は，ラテックスアレルギーのハイリスク患者である．気道確保のための器具を含めて，ラテックスフリーであることが望ましい[6]．

内服薬: ステロイド・鎮静薬・チトクロームP450に影響する薬剤

ステロイド使用患児は急性副腎皮質不全症候群のリスクがある．長期間の内服や，短期間でもステロイドパルス療法の後ではステロイドカバーを検討する．ステロイドカバーに関しては現在統一された見解はない．しかし，多くの専門家は副作用がない程度の少量のステロイドの補充を支持していると思われる．下部消化管内視鏡でも補充が推奨されている[7]．

チトクロームP450に関連する薬剤は鎮静薬によっては作用時間に影響を与える．内服薬と鎮静に使用する薬剤について把握しなければならない．

〈ステロイドカバーの実際〉
通常量のステロイドの内服継続＋ヒドロコルチゾン 25～100mg/m^2
大きな侵襲を伴わない検査であれば，ヒドロコルチゾン 25mg/m^2 の投与で十分である[7]．

既往歴・入院歴・鎮静および全身麻酔の既往と合併症

鎮静・鎮痛薬使用の既往・全身麻酔の既往と，その際に何か予期せぬ合併症が生じたかについて尋ねておく．鎮静時の記録が残っている場合には参照し，薬剤の種類・投与量，生じた合併症とその対応を確認し同じ過ちを繰り返さないようにする．

麻酔関連の家族歴

悪性高熱は吸入麻酔薬や脱分極性筋弛緩薬（サクシニルコリン）の使用が原因となる．治療にダントロレンを必要とし，適切に治療されなかった場合の死亡率はきわめて高い．悪性高熱の家族歴がある場合には原因となる薬剤を避け，管理を麻酔科医に相談するべきである．

ワクチンの接種

予防接種と麻酔の施行時期に関する統一された見解は得られていない．小児では，感染症および予防接種から麻酔までの期間を適切に得ようとすると1年間のうち，数日しか手術を受けられないのではないか？　といわれるほどである．

2007年のSiebertらの報告によると，全身麻酔の免疫に関する影響は少なく一過性のリンパ球減少が生じるが，数日以内に改善する．そのため，副反応がみられる期間だけ待機的な麻酔を避けるべきである[8]．deep sedation（深鎮静），全身麻酔を検討する際にはこれに準ずる．

- 生ワクチン→3週間
- 不活化ワクチン→2日

身体所見の評価
気道の解剖と生理学

　鎮静・鎮痛薬による合併症で最も多い上気道閉塞・無呼吸を予防するには，上気道と，呼吸のメカニズムを理解するのが近道である．

　咽頭気道断面積＝骨性要素（下顎骨）ー軟部組織となる．小顎ではそもそも入れ物が小さいので，気道閉塞が生じやすい．また，巨舌や炎症により軟部組織の量が相対的に多くてもやはり気道は狭くなる．通常気道が狭くなると，神経性の調節が生じ生体は咽頭拡大筋群が気道を広げようとする．それでも不十分な際には睡眠時であれば最終的には覚醒する（図1，文献9より引用）．

　鎮静薬を使用すると，気道が狭くなった際の咽頭拡大筋群を調節する作用（神経性調節）が抑制される．また，ベンゾジアゼピン系薬剤（ミダゾラムなど）は筋弛緩作用を有するため，咽頭拡大筋群の筋力を低下させる．また，睡眠時に呼吸を保つための最終手段である覚醒が，鎮静薬の使用により妨げられてしまうのである．

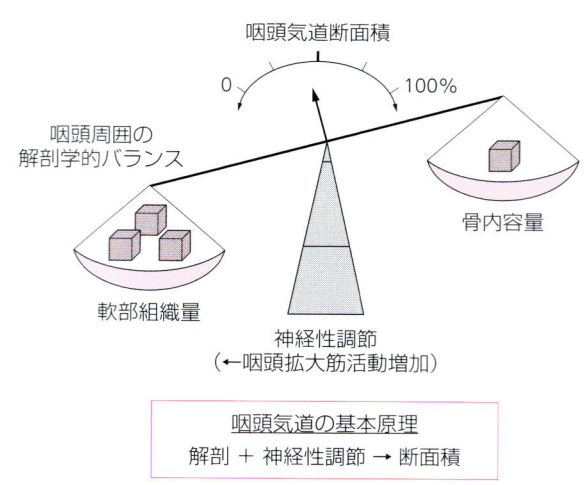

● 図1 ● 咽頭気道の維持・閉塞の基本原理[9]

閉塞性睡眠時無呼吸を呈する患児の鎮静では，上気道閉塞をきたす可能性が非常に高くなる．小児の上気道は，上気道周囲のリンパ組織の発育と顎の発育との相対的関係から，2〜8歳で最も狭くなるとされている．合併疾患のない幼児での閉塞性睡眠時無呼吸の有病率は2%程度とされている．閉塞性睡眠時無呼吸症候群の診断基準　International Classification of Sleep Disorders（ICSD）第2版[10]を表5に示す．

アデノイド扁桃肥大（咽頭扁桃肥大），口蓋扁桃肥大は閉塞性睡眠時無呼吸の原因となることが多く，口腔内の観察は非常に重要である．また，マラ

表5　小児睡眠時無呼吸の診断基準[10]

A. 養育者が，小児の睡眠中のいびき，努力性のあるいは閉塞性の呼吸障害，またはその両方を報告する．
B. 子どもの養育者が，次のうち少なくとも1つを報告する．
　 i．吸気中の胸郭の内方への逆説的運動　ii．体動覚醒　iii．発汗
　 iv．睡眠中の頸部の過進展　v．日中の過度の眠気，多動，または攻撃的行動
　 vi．成長の遅延　vii．朝の頭痛　viii．続発性の夜尿症
C. 睡眠ポリグラフ検査記録で1時間あたり1回以上の呼吸イベント（少なくとも呼吸の2周期分持続する無呼吸や低呼吸）が確認される．
　 注：低呼吸の標準データはごくわずかで，入手可能なデータはさまざまな手法を用いて得たものである．さらに包括的なデータが得られれば，いずれこの基準は修正される可能性がある．
D. 睡眠ポリグラフ検査記録でiかiiが確認される．
　 i．以下のうち少なくとも1つ以上が確認される．
　　 a. 呼吸努力の増加に随伴した睡眠からの頻回の覚醒
　　 b. 無呼吸エピソードに随伴した動脈血酸素飽和度の低下
　　 c. 睡眠中の高炭酸ガス血症
　　 d. 著しい食道内圧の陰圧増大変動
　 ii．睡眠中の高炭酸ガス血症，酸素飽和度の低下，または両者に，いびき，吸気中の胸郭内方への逆説的運動，また以下の少なくとも1つ以上が随伴する．
　　 a. 睡眠からの頻回の覚醒
　　 b. 著しい食道内圧の陰圧増大変動
E. この睡眠障害が，現在知られている他の睡眠障害，身体疾患や神経疾患，服薬，または物質使用障害で説明できない．

ンパチー分類も役に立つ．口蓋扁桃肥大II度以上，マランパチー分類III度では上気道閉塞や気道確保困難に注意する必要がある（図2，3）．

嘔吐は気道閉塞，無呼吸に続きよくある合併症であり，消化管の逆流や閉塞に注意する．

神経系では，けいれんのコントロールが不良な場合には呼吸停止のリスクがある．また，ベンゾジアゼピン系の拮抗薬であるフルマゼニルによるけい

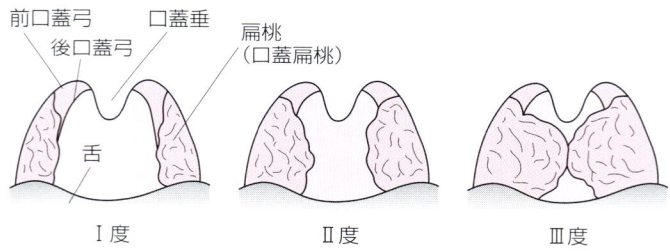

●図2● 口蓋扁桃肥大

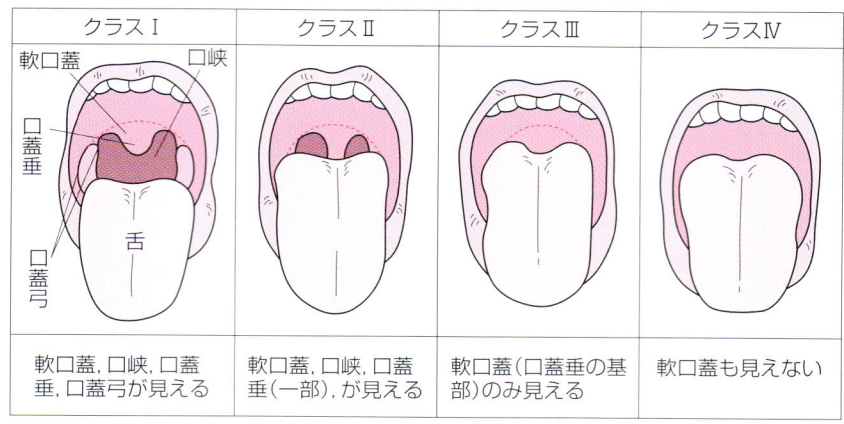

●図3● マランパチー分類

れん誘発にも注意しなければならない．頭蓋内圧亢進時には，鎮静により高二酸化炭素血症となる可能性があるため全身麻酔を検討する必要がある．

呼吸器感染症後の鎮静

感冒症状を呈する場合には，待機的な鎮静は延期することが望ましい．呼吸器感染症の後は，deep sedation（深鎮静）・全身麻酔の際に気道関連合併症が増加するからである．

上気道感染では，症状の消失から2週間待つことで鎮静や麻酔に伴う呼吸関連合併症のリスクを軽減できる．

2週間以内に行う場合には，喉頭けいれん・酸素飽和度の低下・気道閉塞といった呼吸関連合併症が増加する[11, 12]．

下気道感染症後は緊急の検査でなければ，deep sedation（深鎮静）・全身麻酔の場合4週間待つことが適切である．

心・肺・腎・肝の機能評価

鎮静薬は心拍出量や血圧を低下させるものが多い．また，低酸素血症・高二酸化炭素血症に対する自発呼吸の応答を低下させる．そのため，酸塩基平衡は呼吸性のアシドーシスを呈することがあり，フォンタン循環など肺血管抵抗が高くなることが不利な循環ではリスクが高くなる．

また，腎機能・肝機能が低下していると通常よりも鎮静・鎮痛薬の代謝が遅くなる．

■文献

1) Hoffman GM, Nowakowski R, Troshynski TJ, et al. Risk reduction in pediatric procedural sedation by application of an American Academy of Pediatrics/American Society of Anesthesiologists process model. Pediatrics. 2002; 109: 236-43.
2) Coté CJ, Wilson S. Guidelines for monitoring and management of pediatric patients during and after sedation for diagnostic and therapeutic procedures: an update. Pediatrics. 2006; 118: 2587-602.
3) Ramaiah R, Bhananker S. Pediatric procedural sedation and

analgesia outside the operating room: anticipating, avoiding and managing complications. Expert Rev Neurother. 2011; 11: 755-63.
4) Ingrande J, Lemmens HJ. Dose adjustment of anaesthetics in the morbidly obese. Br J Anaesth. 2010; 105 Suppl 1: i16-23.
5) Ferrari LR, Rooney FM, Rockoff MA. Preoperative fasting practices in pediatrics. Anesthesiology. 1999; 90: 978-80.
6) De Queiroz M, Combet S, Berard J, et al. Latex allergy in children: modalities and prevention. Paediatr Anaesth. 2009; 19: 313-9.
7) Annane D, Sebille V, Charpentier C, et al. Effect of treatment with low doses of hydrocortisone and fludrocortisone on mortality in patients with septic shock. JAMA. 2002; 288: 862-71.
8) Siebert JN, Posfay-Barbe KM, Habre W, et al. Influence of anesthesia on immune responses and its effect on vaccination in children: review of evidence. Paediatr Anaesth. 2007; 17: 410-20.
9) 磯野史朗, 飯寄奈保. 麻酔科医が知ってほしい睡眠時呼吸異常の基礎と周術期管理. 日本臨床麻酔学会誌. 2010; 30: 931-41.
10) 神山 潤.【睡眠呼吸障害と全身性疾患】各領域における睡眠呼吸障害診療の実際 小児の睡眠呼吸障害の特徴. 綜合臨床. 2011; 60: 1688-93.
11) von Ungern-Sternberg BS, Boda K, Chambers NA, et al. Risk assessment for respiratory complications in paediatric anaesthesia: a prospective cohort study. Lancet. 2010; 376: 773-83.
12) von Ungern-Sternberg BS, Boda K, Schwab C, et al. Laryngeal mask airway is associated with an increased incidence of adverse respiratory events in children with recent upper respiratory tract infections. Anesthesiology. 2007; 107: 714-9.

〈山口嘉一〉

3 鎮静・鎮痛薬使用時の合併症

◆ポイント◆

- 咽頭・喉頭の狭窄が疑われる場合は，鎮静薬により著しい気道閉塞をきたすことがあるため注意が必要である．
- 神経疾患を有するなど嚥下反射が弱い児では，鎮静薬使用によりさらに嚥下機能が低下し，誤嚥をきたすことがある．
- 気道狭窄が疑われる児では，短時間で行える検査を優先し，極力無鎮静で検査を行う．

はじめに

近年，CT は高速で撮影することが可能になってきたため，幼児であっても検査時間の短い単純 CT などでは無鎮静でも施行できるようになってきた．しかし，まだ情報量の多い詳細な画像検査，筋電図が混入すると判読が困難な脳波検査などを行うときは，検査時間も長くなるため，小児では鎮静が必要となってくる．しかし，安易に鎮静薬を使用することで思いもかけない重篤な合併症をきたすことがあることはよく知られている．ここでは鎮静を行うにあたって特に気をつけるべき上気道狭窄症状について述べる．

A 鎮静の方法

小児は成人と比較して薬剤感受性が高く，投与は慎重に行う．

小児における検査でよく用いられるのは，トリクロホスナトリウム（トリクロリール® シロップ），抱水クロラール坐剤（エスクレ® 坐剤）などがある．一般的な用量としては，トリクロホスナトリウムでは乳幼児初回 50mg/kg，鎮静が不十分であったり，長い検査の途中で覚醒してしまう場合極量 100mg/kg で総量 2g を越えないようにし，72% に適切な鎮静が得られるとされている．

B 鎮静薬により起こりうる合併症

　チアノーゼ，呼吸抑制，舌根沈下，徐脈，心停止，覚醒不良，不穏，嘔吐，ふらつき，めまい，転倒，転落，けいれん，アナフィラキシーなどがあげられる．特に，鎮静により軽度の酸素飽和度低下（SpO_2 90～95％）が9％，重度の酸素飽和度低下（SpO_2 85～89％）が0.5％，嘔吐4％，鎮静の遷延が3％にみられたと報告されている[1]．

C 合併症の生じる機序

1. 上気道狭窄

　鎮静薬により，上気道を保持する筋群の活動が抑制され，入眠により咽頭を形成する咽頭収縮筋，上気道を開大させるオトガイ舌筋の筋緊張が低下する[2]．上気道の腔を保つ力が減弱し，周囲の圧の影響が受けやすくなるため，例えば仰臥位になると重力で軟口蓋や舌根の後方変位をきたす[3]．

　一般的に舌根沈下が上気道閉塞を引き起こすといわれるが，軟口蓋部位・舌根部位・喉頭蓋部位を含む喉頭部位，いずれの部位においても閉塞は生じる可能性がある[4]．そしてこれらの一連により咽頭腔の狭小化が顕著となるとされている．乳幼児の場合，もともと気道が狭かったり，筋緊張の低下が伴っていることもあるため，鎮静薬による気道狭窄症状が強く出現することがある．

2. 誤嚥

　上気道反射は，上気道粘膜下にある受容器が刺激により興奮し，求心性ニューロンを介して中枢に伝わる．その後，遠心性ニューロンを介して，呼吸筋や上気道筋に伝えられる．鎮静薬投与後の意識レベルが低下した状態では反射効果が低下し，誤嚥をきたしやすくなる．もともと口腔内分泌物が多かったり，嘔吐したものを誤嚥した場合は肺炎をきたすこともある[4]．

　また舌根沈下による気道閉塞から呼吸困難をきたし，それによって二次的に嘔吐が引き起こされる場合もある．

D 解剖学的な気道狭窄症例

1. 咽頭狭窄例

1) アデノイド肥大や軟口蓋の低位（深咽頭）

頸部単純 X 線側面像にてアデノイド肥大による上咽頭の狭窄は容易に診断することができる（図 1a）．アデノイド肥大があったからといって閉塞性の呼吸障害が起こりやすいというわけではないため，夜間のいびき，睡眠時無呼吸，陥没呼吸などの有無についての情報を家族から十分に聴取する必要がある．さらに軟口蓋の位置なども画像から読み取ることができる．

2) 口蓋扁桃肥大

扁桃肥大の程度により，睡眠時無呼吸などを起こす．いびき，無呼吸の有無を確認する必要がある．口をあけさせると容易に診断は可能であるが，開口することで口蓋扁桃は左右に寄るため咽頭腔は比較的広く見えることが少なくないため，注意が必要である．図 1b で示すように，頸部単純 X 線側面像でも診断は可能であるが，咽頭の前後方向での狭窄しかわからないため，口をあけて左右方向の狭窄も評価する．

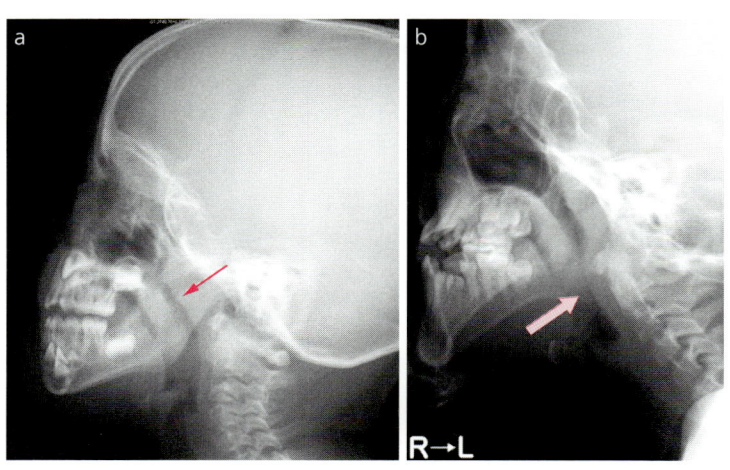

● 図 1 ● 頸部単純 X 線側面像でわかる上咽頭狭窄
a: アデノイド肥大による上咽頭の狭窄．
b: 主に扁桃肥大により中咽頭が狭窄している．

I 総論

3）舌根沈下
①顎・顔面奇形に伴うもの

　小顎症：トリーチャーコリンズ症候群など下顎が有意に低形成であったり，鰓弓症候群により下顎の左右一側の低形成などがあげられる．下顎に舌がおさまりきらないため舌根部が後方へ移動し中咽頭が狭窄する（図2）．

②高口蓋・顔面正中部の低形成

　頭蓋骨の変形のあるものでは上顎が後退し，上咽頭部分が狭窄する[2]．クルーゾン症候群，クローバーリーフ頭蓋奇形などがあげられる．後鼻孔の狭窄，頭蓋底が短縮し，傾斜が急峻なことで上咽頭腔が狭窄して呼吸困難を生じる（図3）．

2．喉頭狭窄

　喉頭蓋嚢胞や喉頭軟弱症，声帯麻痺などがあげられる．また舌根嚢胞などがあると，2次的に喉頭蓋を圧排し，喉頭蓋が気管内に倒れこむ所見が認め

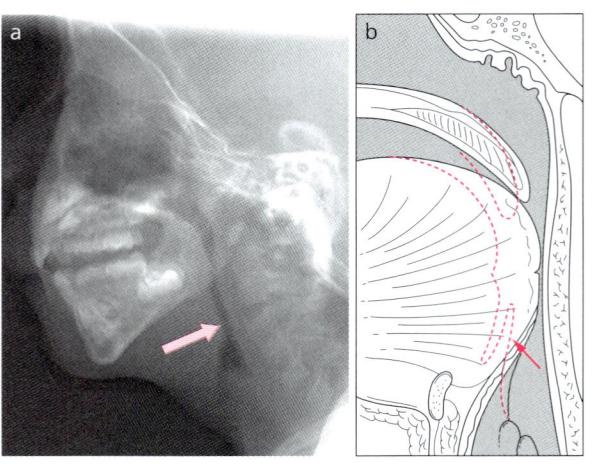

●図2● 頸部単純X線側面像
　a：舌根沈下（⇨）があり，中咽頭部の狭窄が認められる．喉頭蓋は舌根に圧排されており，本来の位置より気管側に倒れこんでいる．
　b：舌根沈下による咽頭狭窄のシェーマ（↑は咽頭蓋）

3. 鎮静・鎮痛薬使用時の合併症

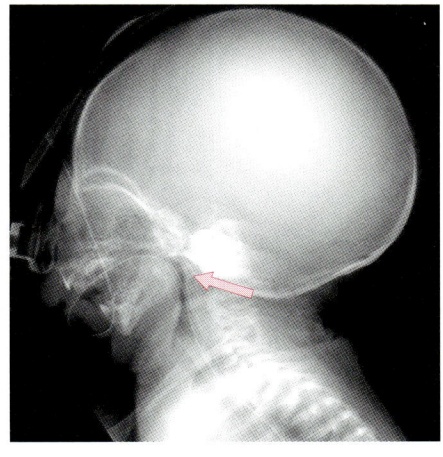

● 図 3 ● Nager 症候群の頸部単純 X 線側面像
下顎の後退による舌根沈下があり，咽頭の狭窄が著しい．
また，上咽頭も狭窄している．

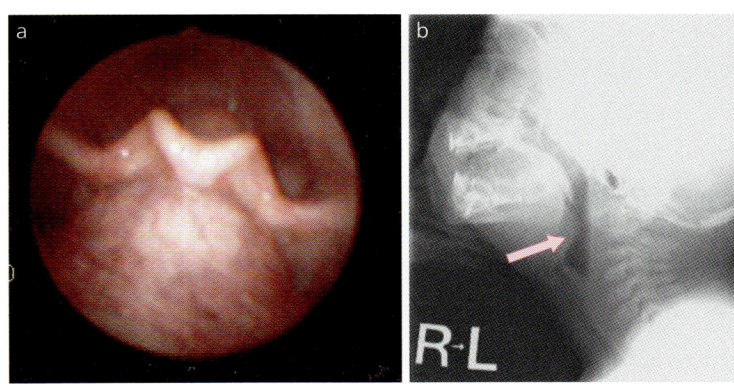

● 図 4 ● 舌根嚢胞症例
a：内視鏡所見．ドーム型の舌根部の嚢胞が喉頭蓋を圧排している．
b：単純 X 線側面像にて舌根部の嚢胞が咽頭を狭窄している所見が認められる．

られることもある（図4）．出生直後から吸気性の喘鳴が認められることが多いが，嚢胞疾患などでは生後1カ月頃から徐々に喘鳴が増悪してくることがある．

　乳幼児気道は喉頭気管内腔が狭いためわずかな粘膜の腫脹でも著しい気道閉塞を起こす可能性があり，また気管や気管支軟骨の未成熟のため軟弱でつ

ぶれやすい[5]．

このため鎮静によって筋緊張が低下し喉頭蓋がつぶれてすぐに気道閉塞の状態になる危険性が高い．診断としては，内視鏡検査が最も有用である．

3. 基礎疾患に伴う上気道狭窄

巨舌，肥満，関節拘縮などがみられる疾患では要注意である．

1）ダウン症候群

巨舌・筋緊張低下・解剖学的に咽頭が狭い，など複合的な要素により閉塞型睡眠時無呼吸症候群を呈する．

2）ムコ多糖症

ムコ多糖物質が気道に沈着するため，舌の肥大，咽頭・喉頭の狭窄，胸郭や顎関節の拘縮により睡眠時に無呼吸が生じやすい．

3）その他

肥満や内分泌疾患（甲状腺機能低下症，巨人症，糖尿病）などで，睡眠時無呼吸をきたしやすい．小児の肥満は最近の食生活などにより問題となっているが，オトガイ下や舌の重量増大が，仰臥位により咽頭腔を前方から圧迫するうえ，粘膜下や筋へ脂肪沈着することで，咽頭腔狭小化を招く[2]．

4. 後天性の咽頭狭窄

1）炎症，膿瘍疾患

扁桃周囲膿瘍，咽後膿瘍など膿瘍形成により咽頭腔狭窄を起こす．

頸部のリンパ節炎，腫脹では膿瘍形成の有無，進展範囲確定のために造影CTやMRIを撮影することが多い（図5）．しかし，膿瘍により咽頭腔狭小化をきたしている可能性や，炎症が波及して喉頭蓋炎，喉頭浮腫などが生じていると窒息の可能性がある．患児の呼吸状態や，腫脹の状態により無鎮静で検査を行うか，または超音波検査や単純CTなど短時間で無鎮静でも施行可能な検査でとりあえず診断する．

2）腫瘍性疾患

悪性腫瘍は小児ではまれではあるものの，悪性リンパ腫や横紋筋肉腫など頭頸部にできる疾患もあり，急激に増大するため注意が必要である．悪性リ

3. 鎮静・鎮痛薬使用時の合併症

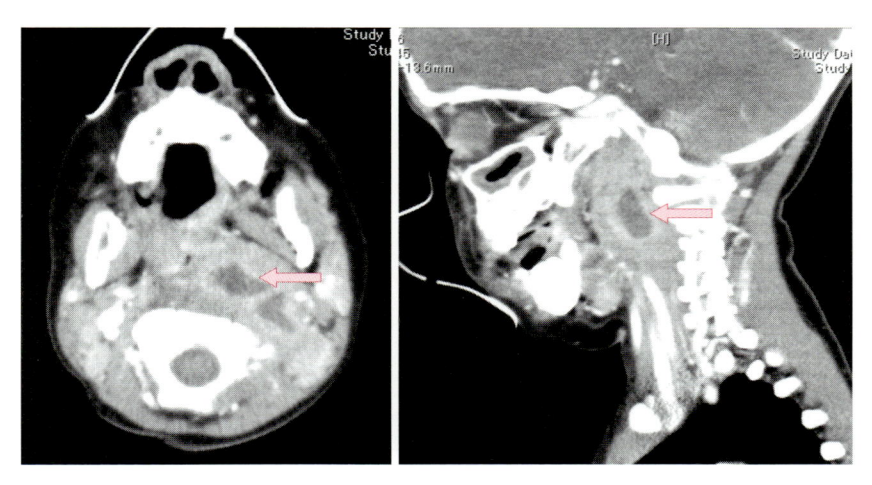

●図 5 ●副咽頭間隙膿瘍症例の頸部造影 CT
咽後間隙，副咽頭間隙の膿瘍により上気道が圧排されている．

ンパ腫は頭頸部の非上皮性悪性腫瘍では最も多く，ワルダイエル咽頭輪や頸部リンパ節から発生する．扁桃原発の場合は，中咽頭を圧排し無呼吸の症状にて受診する場合もある（図 6）．

5. 神経筋疾患による咽頭狭窄

　脳性麻痺，筋ジストロフィー，シャイドレーガー症候群などがあげられ，もともと舌根沈下があり，呼吸障害が認められる例もある．また嚥下機能が弱く，軽い誤嚥を起こしている症例もある．こうした神経疾患を有する例では鎮静薬により，①咽頭狭窄を起こし陥没呼吸や呼吸障害，②嚥下反射の低下，により咽頭から喉頭に唾液が貯留し，吸気時誤嚥→呼吸困難→嘔吐→誤嚥性肺炎，といった事象が起こり，場合により気管挿管による気道確保が必要となる．

E　合併症を引き起こさないために

　鎮静薬による危険を事前に予測することが重要である．
　先天性疾患をもつ小児である場合はもちろん，既往がない場合も必ず睡眠

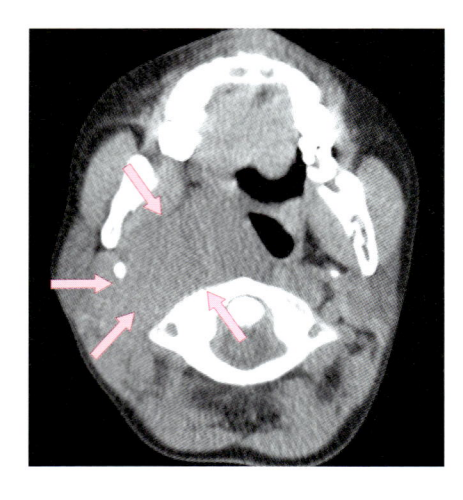

● 図6 ● 5歳児の扁桃周囲原発悪性リンパ腫症例の頸部単純CT

悪性リンパ腫の増大により喉頭蓋も圧排されている．この症例では，画像検査のために鎮静を行ったところ，呼吸困難から嘔吐し，誤嚥性肺炎を併発したため気管切開が必要となった．撮影時間の短い単純CTでも気道の圧排は診断可能である．

時無呼吸や喘鳴，誤嚥，または基礎疾患を確実に把握する必要がある．呼吸障害が疑われる場合は頸部の正面および側面単純X線画像，喉頭内視鏡検査により気道評価をしておくことが必要であろう．上気道狭窄が生じる可能性が疑われた場合は，鎮静が不必要な検査に切り替える，先に気管挿管をして気道を確保してから検査する，なども検討するのが望ましい．喉頭蓋が閉塞の原因であれば，下顎挙上のうえエアウェイを挿入するとか，Nasal CPAPも狭窄部を押し広げて閉塞を解除するうえで役立つ[4]．

また，スニッフィングポジションや下顎挙上などが上気道開通のために有効とされているが，30°の上体挙上や頭部進展をすることも有意に上気道開通がみられる[6]，とされている．いずれにしても，気道閉塞のリスクが高い症例の鎮静では，医師が患者に付き添い，急変時にはすぐに気道確保ができるように準備しておく必要がある．

また，誤嚥から肺炎をきたして気管挿管や気管切開になる場合もある．

このため，経口摂取の制限は全身麻酔前と同様に2-4-6のルール（水：2時間，母乳：4時間，牛乳・軽食6時間の禁食）に基づくことが推奨されている．検査前に寝ていたりすると，鎮静薬を投与してもなかなか寝付かないことがある．なるべく検査前は早く起こす，睡眠不足にする，などの配慮が必要である．また，騒がしい場所や兄弟一緒の来院などでは興奮して寝付

きにくい．静かな場所で，空腹でもなく，適度な疲労がある状態での鎮静がもっとも望ましい[7]．さらに，こうした鎮静に伴う危険性について，検査の必要性と鎮静の必要性と共に患者家族に説明し，理解と同意を得ることが重要である．

まとめ

鎮静の際に注意すべき重要な合併症は上気道閉塞である．検査前にリスクを十分に把握し，気道閉塞のリスクが高いと疑われる症例では，鎮静が不必要な画像精査や喉頭内視鏡検査などで事前に気道評価が重要である．

■文献

1) Vade A, Sukhani R, Dolenga M, et al. Chloral hydrate sedation of children undergoing CT and MR imaging-safety as judged by American Academy Pediatrics guidelines. AJR Am J Roentgenolo. 1995; 165: 905-9.
2) 岡本牧人, 他. 閉塞性睡眠時無呼吸症候群の病態. 口咽科. 2005; 17: 159-64.
3) 戸川清. 小児睡眠時無呼吸症障害の特色. 小児耳. 1993; 14: 23-8.
4) 西野卓. 上気道と術後呼吸障害. 日臨麻誌. 1994; 6: 437-9.
5) 守本倫子. 気道狭窄疑いの乳児はどのように検査をするか？ JOHNS. 2012; 28: 467-9.
6) Ikeda H, Ayuse T, Oi K, et al. The effects of head and body positioning on upper airway collapsibility in normal subjects who received midazolam sedation. J Clini Anesth. 2006; 18: 185-93.
7) 小熊栄二. 子どもへの負担を少なくするための画像検査の進め方. 小児科医が理解すべき画像診断のリスクと正しい知識. 小児科. 2012; 53: 773-84.

〈木村朱里　守本倫子〉

4 日本の子どもの鎮静の実態と合併症

◆ポイント◆

- 小児科専門医研修施設に対してMRI検査の鎮静管理に関する実態調査を行った.
- 調査結果は520病院中416病院の 回収率80%であった.
- 鎮静中に合併症を経験したのは416病院中147病院（35%），呼吸停止は73病院（18%），心停止は3病院で経験していた.
- 小児科専門医数の多い施設では検査件数・合併症ともに多く経験し，施設ごとの独自安全対策を設けて対応していた.
- 専門医数の少ない施設では合併症経験数は少ないが，患者監視や経口制限・帰宅許可基準を設定する施設の割合が少なかった.

はじめに

MRI検査は非侵襲的検査とされているが，鮮明な画像を得るためには騒音下での長時間の不動状態が求められ，安静を保てない乳幼児の場合には鎮静は欠かせない[1,2]．国内MR機器の進歩と普及に伴い，多くの病院で小児患者のMRI検査を容易に行えるようになったが，検査中の鎮静法については各施設の小児科担当医の裁量に委ねられているのが実情である．これまでに臨床現場の小児科医がMRI検査に際してどのように鎮静管理を行っているのかについての国内の調査資料は存在せず，また検査中の鎮静に関する有害事象の集計報告は海外の調査[3]はあるものの国内では行われていない．実際に鎮静薬による死亡例や重篤な合併症をきたした症例[4]で医療裁判・和解に至ったケースも散見される．筆者の属する日本小児科学会医療安全委員会（現：小児医療委員会・医療安全WG）では，この現状を憂慮し，2010年度に小児MRI検査のための鎮静に関する実態調査を施行した．

以下，本稿内の図表を含む方法・結果データは日本小児科学会雑誌117巻

7号（2013年）内に掲載された小児医療委員会報告「MRI 検査を行う小児患者の鎮静管理に関する実態調査」と同一内容である．

A 対象と方法

2010年7月の時点で本学会に登録されていた小児科専門医研修施設520施設を対象に，同年8月に調査票を各施設の研修指導責任医宛に郵送し，同年10月迄に回収した．調査票を表1に示す．回答形式は主に選択式で一部自由記載とした．

B 結果

520施設中416施設から回答を得た（回収率：80％）．

1. 小児科での MRI 検査実施件数

（1.1）MRI 検査実施件数（図1）は，年間50〜100件および100〜200件の施設が多く両者を合わせて過半数を占めた．

（1.2）MRI 検査件数のうち鎮静を要した割合（図2）は，件数が年間50件以下の場合は鎮静率が25〜50％の施設（○）が多くを占め，年間50件以上の場合は鎮静率が50〜75％程度の施設（◎）が主であった．

（1.3）外来にて鎮静を要する MRI 検査を行うかどうか（図3A）の質問に対して83％が行うと回答し，専門医数が多いほどその割合は減る傾向にあった．

（1.4）鎮静終了後の帰宅許可基準について（図3B）は，基準を設けている施設は47％で，専門医数が多い施設ほどその割合が高かった．

2. 鎮静下の MRI 検査中の患者監視体制

（2.1）検査中の患者監視体制に関する質問に対して，77％が監視モニターを使用し，専門医数の多い施設ほどモニター使用率は高かった（図4A）．

（2.2）監視モニターの種類はパルスオキシメーターが416施設中308施設（74％）と最多であった（図4B）．

（2.3）小児科医または看護師が検査終了まで患者の側に付き添うかどうか

I 総論

●表1● 小児 MRI 検査のための鎮静に関する実態調査　調査票

医療安全委員会

施設登録番号　　　　　　研修施設名

1. 小児科での MRI 検査実施件数について		
1.1	2009 年度の小児科 MRI 実施件数はおよそ年間何人ですか？	a. 50 人以下　b. 50〜100 人 c. 100〜200 人 d. 200〜300 人　e. 300 人以上
1.2	そのうち鎮静を要する割合はおよそどの程度ですか？	a. 0〜25%　b. 25〜50% c. 50〜75%　d. 75%〜
1.3	鎮静下の MRI 検査を外来で行いますか？	a. 行う b. 行わない（原則として入院させる）
1.4	「行う」と答えた方にお尋ねします．検査終了後の帰宅を許可する基準を設けていますか？	a. はい　b. いいえ
2. 鎮静下の MRI 検査中の患者監視体制について		
2.1	人の目，モニターカメラ以外に，何らかの患者モニター体制を使っていますか？	a. はい　b. いいえ
2.2	使っている場合，それは何ですか？（複数選択可）	a. パルスオキシメーター b. 心拍呼吸モニター　c. 自動血圧計 d. カプノグラム　e. その他
2.3	小児科医または看護師が検査終了まで患者の傍（MRI 装置のある室内または操作室内）に付き添っていますか？	a. はい　b. いいえ
2.4	検査中に 2.2 の監視データを経時的に記録していますか？	a. はい　b. いいえ
3. 鎮静下 MRI 検査中の静脈点滴ルートについて：静脈点滴ルートは確保していますか？		
a. 静注薬剤を用いる際は確保する b. 原則として全例（内服・坐薬を用いる際も）確保する c. 内服・坐薬のみ使用するので静脈点滴ルートは確保しない		
4. 鎮静薬について		
4.1	主として何を用いていますか？ （複数選択可）	a. トリクロリール　b. エスクレ坐剤　c. ドルミカム d. セルシン（ホリゾン）　e. アタラックス（アタラックス P） f. ラボナール（イソゾール）　g. ケタラール h. プロポフォール　i. フェンタネスト　j. その他
4.2	鎮静が不十分な際は，どのように対処しますか？	a. 追加投与はしない b. 1 回は追加投与する c. 必要ならば複数回追加投与する
5. 鎮静下 MRI 検査の前の経口摂取について		
5.1	経口水分・食事摂取を制限する基準を設けていますか？	a. はい　b. いいえ
5.2	「はい」と答えた方は，基準を具体的にご記入下さい．		
6. 鎮静の合併症について		
6.1	鎮静下 MRI 検査の際，鎮静の合併症を経験したことがありますか？	a. はい　b. いいえ
6.2	「はい」と答えた方に対してお尋ねします． どのようなことが発生しましたか？（複数選択可）	a. 呼吸停止　b. 徐脈　c. 心停止 d. チアノーゼ　e. その他
6.3	「はい」と答えた方に対してお尋ねします．事故予防のためにどのような対策をとられましたか？もしくは検討中ですか？具体的に教えて下さい．		

ご協力ありがとうございました．

の質問に対して 73％ が付き添うとの回答で，専門医数の多い施設では付き添う割合は高い傾向にあった（図 5A）．

(2.4) 検査中の患者監視データの経時的記録に関する質問では約 80％ の施設で行っていない状況であった（図 5B）．

3. 鎮静下 MRI 検査中の静脈点滴ルート

"静脈薬剤を用いる際に点滴ルートを確保" と "原則として全例（内服や坐薬を用いる際も）確保" を合わせた 89％ の施設において静脈点滴ルートの確保を考慮していた．また，経口薬や坐薬で鎮静する際には静脈ルートを確保しない施設は "静脈薬剤を用いる際に点滴ルートを確保" と "内服・坐薬のみを使用するので確保しない" を合わせた 89％ を占めた（図 6A）．

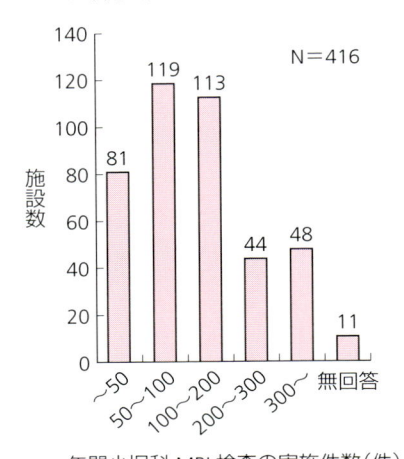

● 図1 ● 小児科 MRI 検査年間実施件数

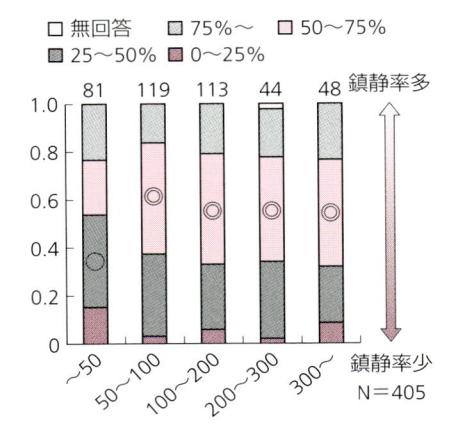

● 図2 ● 施行 MRI 検査件数に占める鎮静を要した割合
年間 MRI 検査 50 件以下の病院では鎮静率 25〜50％（○）が主である一方，50 件以上行っている病院では鎮静率 50〜75％（◎）が主であった

I 総論

Q1.3 外来にて鎮静を要する MRI 検査を行うか？

Q1.4 鎮静終了後の帰宅許可基準は設けているか？

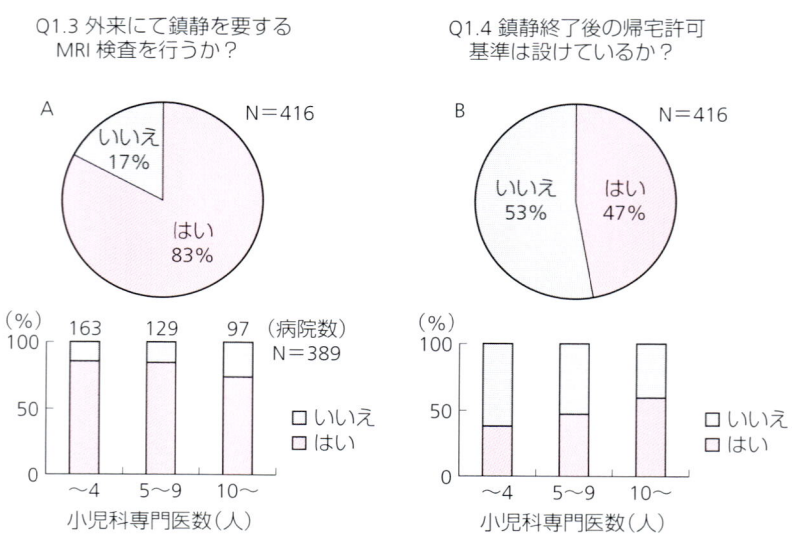

●図3● （A）外来にて鎮静を要するMRI検査を行うかどうか　（B）鎮静終了後の帰宅許可基準の有無

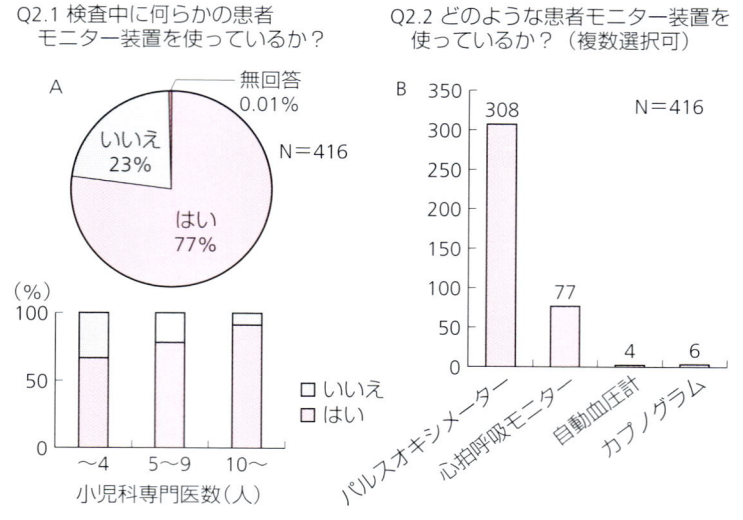

Q2.1 検査中に何らかの患者モニター装置を使っているか？

Q2.2 どのような患者モニター装置を使っているか？（複数選択可）

●図4● （A）検査中の患者モニター装置の有無　（B）患者モニター装置の種類

4. 日本の子どもの鎮静の実態と合併症

Q2.3 小児科医または看護師が検査終了まで患者のそばに付き添うか？

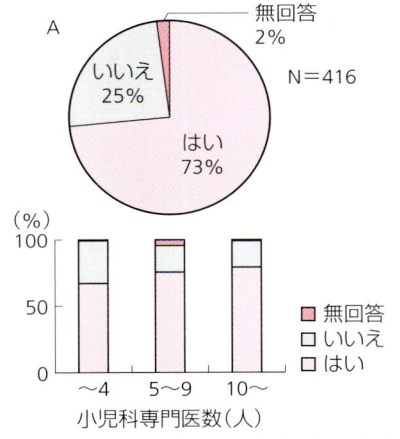

A
無回答 2%
いいえ 25%
はい 73%
N=416

小児科専門医数（人）: ～4, 5～9, 10～
凡例: 無回答／いいえ／はい

Q2.4 検査中に患者監視データを経時的に記録するか？

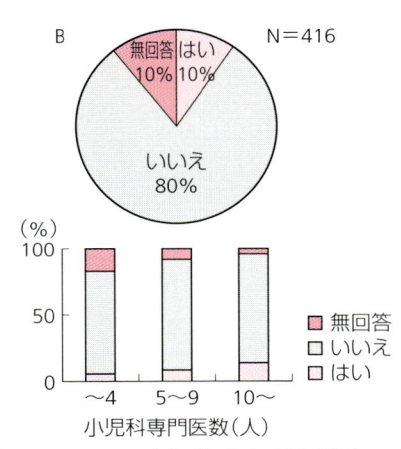

B
無回答 10%
はい 10%
いいえ 80%
N=416

小児科専門医数（人）: ～4, 5～9, 10～
凡例: 無回答／いいえ／はい

● 図5 ● （A）検査中の患者側の付き添いについて （B）検査中の監視データの記録

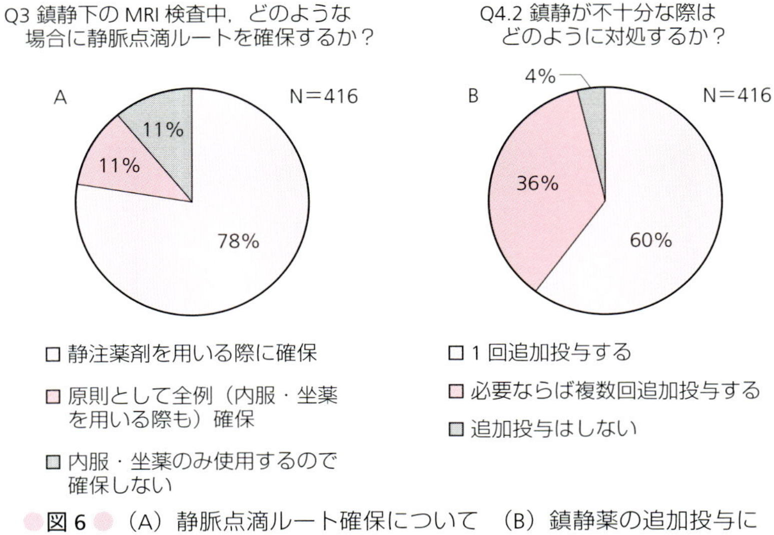

Q3 鎮静下のMRI検査中，どのような場合に静脈点滴ルートを確保するか？

A
11%
11%
78%
N=416

□ 静注薬剤を用いる際に確保
□ 原則として全例（内服・坐薬を用いる際も）確保
□ 内服・坐薬のみ使用するので確保しない

Q4.2 鎮静が不十分な際はどのように対処するか？

B
4%
36%
60%
N=416

□ 1回追加投与する
□ 必要ならば複数回追加投与する
□ 追加投与はしない

● 図6 ● （A）静脈点滴ルート確保について （B）鎮静薬の追加投与について

4. 鎮静薬

（4.1）鎮静薬の種類ではトリクロホスナトリウム（以下トリクロ）・抱水クロラールの使用が多かったが，次に静注鎮静薬としてバルビツール酸系（チオペンタール・チアミラール・セコバルビタール），ミダゾラムの順に使用する施設が多かった（図7A）．バルビツール酸系は専門医数が多いほど使われる割合は高く，一方ミダゾラムはその傾向はみられず専門医数が5～9人の施設のほうが10人以上の施設より使用頻度はやや高かった（図7B）．

（4.2）"鎮静が不十分な際に1回追加投与をする"施設が60%，"必要なら複数回追加投与する"施設は36%を占めた．鎮静薬の"追加投与はしない"施設は4%であった（図6B）．

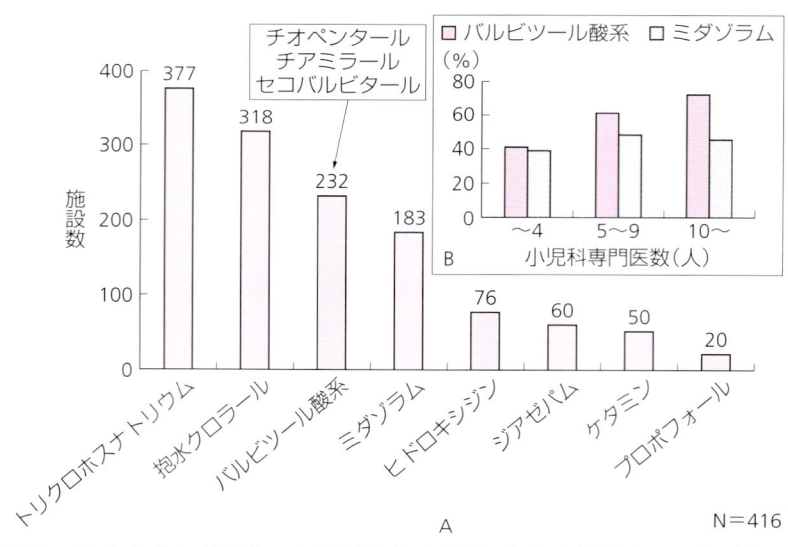

● 図7 （A）主に使用している鎮静薬の種類 （B）小児科専門医数が多い施設ほどバルビツール酸系薬の用いられる割合は高い

5. 検査前の経口摂取基準

(5.1) 経口水分・食事摂取を制限する基準を設けている施設は37％に留まった．専門医数が多いほど基準を設ける割合は高かったが，専門医数10人以上の施設でも50％の施設に留まった（図8A）．

(5.2) 経口摂取制限をすると答えた施設の具体的基準（自由記載）は，施設により絶飲食時間は様々であったが，一番多い回答は"透明な水分2時間前まで，母乳4時間前まで，乳児用粉ミルクを含むその他の飲食物6時間前まで"であった．

6. 鎮静の合併症

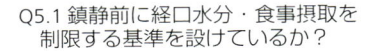

(6.1) 鎮静下MRI検査中の合併症を経験の有無の質問に対して，416施設中147施設（35％）で合併症経験ありという回答であった．特に専門医数が10人以上の施設では62％の施設が経験ありであった（図8B）．

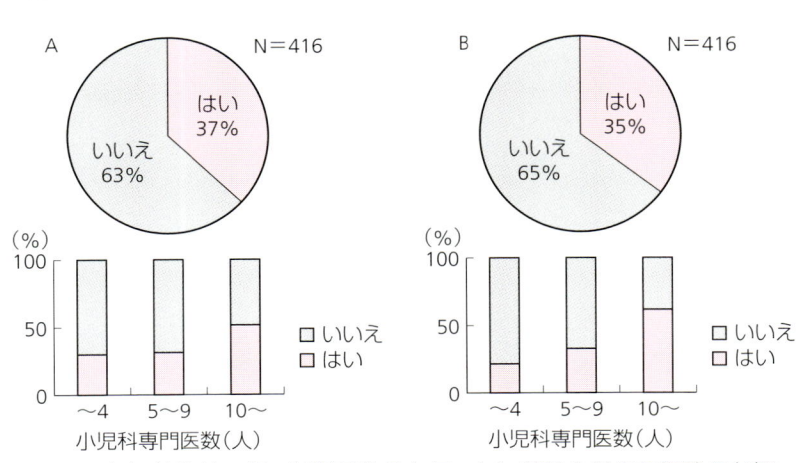

● 図8 ● （A）鎮静前の経口制限基準の有無　（B）鎮静合併症の経験の有無：416施設中147病院（35％）が合併症を経験していた

I　総論

(6.2) 合併症の内容は呼吸抑制・チアノーゼ・呼吸停止が特に高く，416施設中 73 施設（17.5％）が呼吸停止を経験していた（図 9A）．呼吸抑制・チアノーゼおよび呼吸停止を経験している施設の半数以上は専門医 10 人以上の施設であった（図 9B）．また心停止は 3 施設にて経験報告があった．

(6.3) 事故予防のための対策内容としては，医師の付き添い（144 施設中 49 施設）・蘇生の準備（40 施設）・モニター装置（40 施設）で対策として重要視されていたが，経過記録は 4 施設でしか考慮されていなかった（図 10）．

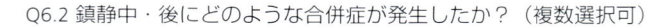

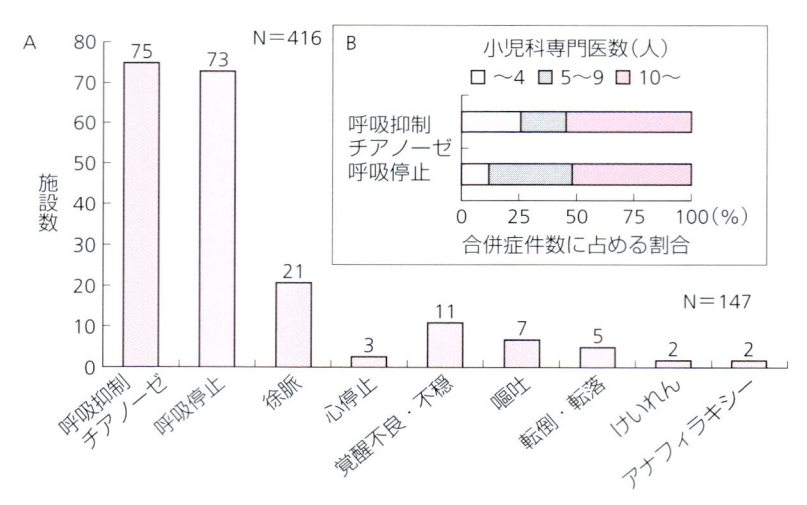

●図 9 ●鎮静中・後の合併症について
（A）416 施設中 73 施設（17.5％）が呼吸停止を経験していた（B）呼吸抑制・チアノーゼおよび呼吸停止を経験している施設の半数以上は専門医 10 人以上の施設であった

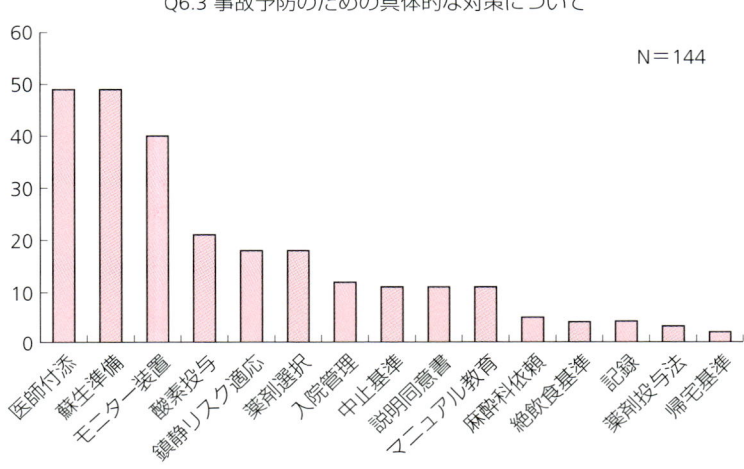

4. 日本の子どもの鎮静の実態と合併症

Q6.3 事故予防のための具体的な対策について

N=144

（グラフ：医師付添 49、蘇生準備 49、モニター装置 40、酸素投与 21、鎮静リスク適応 18、薬剤選択 18、入院管理 12、中止基準 11、説明同意書 11、マニュアル教育 11、麻酔科依頼 5、絶飲食基準 4、記録 4、薬剤投与法 3、帰宅基準 2）

● 図 10 ● 事故予防のための具体的な対策について（自由記載）

　以上が 2010 年 8 月に当時の医療安全委員会が施行した「MRI 検査を行う小児患者の鎮静管理に関する実態調査」の結果である．医療安全委員会，次いで小児医療委員会医療安全 WG では，この調査結果を元に議論を重ね，日本小児科学会・日本小児麻酔学会・日本小児放射線学会の 3 学会合同で「MRI 検査時の鎮静に関する共同提言」を作成し公表した．詳細内容は，日本小児科学会雑誌 117 巻 7 号（2013 年）を参照されたい．

■文献

1) American Academy of Pediatrics; American Academy of Pediatric Dentistry, Coté CJ, Wilson S; Work Group Selection. Guidelines for monitoring and management of pediatric patients during and after sedation for diagnostic and therapeutic procedures: an update. Pediatrics. 2006; 118: 2587-602.
2) Schulte-Uentrop L, Goepfert MS. Anaesthesia or sedation for MRI in children. Curr Opin Anaesthesiol. 2010; 23 (4): 513-7.
3) Tith S, Lalwani K, Fu R. Complications of three deep sedation methods for magnetic resonance imaging. J Anaesthesiol Clin

Pharmacol. 2012; 28 (2): 178-84.
4) 医療安全推進者ネットワーク. No.98「女児患者が麻酔薬の過剰投与で重篤な後遺障害. 病院側に将来の自宅介護の費用についてのいわゆる定期金賠償を命じる判決」東京地方裁判所. 平成8年12月10日判決（判例時報1589号81頁）. http://www.medsafe.net/contents/hanketsu/hanketsu_0_102.html

〈勝盛　宏〉

5 鎮静時の上気道管理（挿管，声門上ディバイス）

◆ポイント◆
- 上気道管理に有利なポジショニング
- 気道確保器具使用時にはより深い鎮静を
- 確実なのは気管挿管
- トレーニングを受けて声門上ディバイスの習得を

はじめに

　鎮静時の上気道管理法は，患児の状態や鎮静の目的のみならず，それを行う医師や環境にも左右される．一般の小児科医の先生方はなるべく気道確保器具を使用しなくてすむ鎮静法を選択する傾向にあるだろうし，救急・集中治療科の先生方は気管挿管をあまりためらわないかもしれない．各種の鎮静・麻酔薬と気道確保器具に精通した麻酔科医などは，声門上ディバイスも有効活用しながら症例によってそれらを使い分ける．たしかに最近の声門上ディバイスは便利で習得もやさしい器具だが，使い慣れていない小児科医の先生方には，是非適切なトレーニングを受けてから使用していただきたいことをはじめに強調してお願いしたい．本稿では，鎮静時の上気道管理全体に共通するポイント，気道確保器具の使い分け，声門上ディバイスの基本的な使用方法と注意点について解説していく．

A　まずはポジショニングから

　鎮静時の呼吸管理で最も重要なのは，いかにして上気道の開通を維持するかに尽きる．特に頭部が相対的に大きい新生児や乳幼児では，水平面あるいは後頭部の枕で寝かせると頭部が不安定なうえに前屈位となって上気道が閉塞しやすくなる．このような場合，小児科の先生にはおなじみの肩枕を用いると上気道が開いて頭部も安定する．もう少し年長児では後頭部の下に枕を

入れて，いわゆるスニッフィングポジションをとるが，これはバッグ＆マスクのみならず，気管挿管のための喉頭展開や声門上デバイス挿入の際にも共通して有効な頭位といえる．これらの上気道の開通に有利な頭部のポジショニングは，気道確保器具使用の有無にかかわらず，鎮静時には積極的に取り入れるべきだ．上気道閉塞は起きてから対処するのではなく，いかに起こさないかがとても重要だからである．鎮静の目的となる検査や処置によっては，頭部のポジショニングが制限される場合もあるかと思うが，頭部の前屈をできるだけ避けることは常にチェックすべきポイントだ．また，体位の制限がなければ側臥位は上気道開通に非常に有効なので，枕の調節でうまくいかない場合などでは取り入れる価値がある．

B 気道確保器具による利点と欠点

　気道確保の"確実性"という点に関しては，やはり気管挿管のほうが声門上デバイスよりも有利である．後者では，声門以下の気道トラブルに対処することが難しいうえ，特に小児では不適切な頭位や器具のズレによる換気不全が起こりやすいからだ．10 kg未満あるいは2時間以上の鎮静症例で気道確保器具が必要な場合には，確実性を重視して気管挿管すべきである．一方，侵襲度や気道に対する刺激性という点に関しては，気管挿管のほうが大きいから，より深い鎮静や人工呼吸が必要となるという欠点もある．気管挿管までは要らないが，上気道が閉塞気味でマスク保持がずっと必要，というときなどは声門上デバイスのよい適応となる．

C 器具を挿入するときには深い鎮静を

　鎮静度は安全に気道確保器具を使ううえで非常に大切なポイントである．気管挿管の際には鎮静薬に加えて筋弛緩薬を併用することも多いかと思うが，声門上デバイス挿入の際にも深い鎮静が必要であることを忘れないでほしい．短時間作用型の鎮静薬（麻酔科医はプロポフォールをよく使う）をボーラス投与して，下顎角への刺激で体動が起こらないくらい鎮静が効いている状態で器具を挿入するのが安全だ．鎮静が浅いと，器具の挿入が刺激となって容易に喉頭けいれんを起こすからである．ボーラス投与により一時的

に自発呼吸がなくなることになるので，挿入前にはバッグ＆マスクでしっかり酸素化しておく．前述のポジショニングをとり，まずはバッグ＆マスクによる換気を行い，十分に鎮静が深くなったところで，優しく器具の挿入操作をしてほしい．マスクによる上気道確保はすべての基本だから，少しでも難しい場合には両手法（二人法）も躊躇せずに，下顎を前方に移動させることを特に意識して行う．バッグ＆マスクを確実にすることで，落ち着いて，安全に気道確保器具の挿入操作ができるはずである．

D 声門上ディバイスを有効に使う

　声門上気道確保器具（以下 SAD: supraglottic airway device）というのが正式な総称で，一般的には"声門上ディバイス（器具）""ラリマ"などと呼ばれているものである．製品としては LMA-Classic® の歴史が一番長いが，最近では小児用の SAD も各社より発売されて種類が増えている．それぞれに特徴があって，挿入のコツも少しずつ異なるので，まずは自分の施設にある SAD を一種類，使えるようになるトレーニングをするのがよい．解剖学的カーブがついたもの（air-Q®, Ambu®, Supreme®）など，比較的新しい SAD は初心者でも挿入しやすい設計になってはいるが，頭部のポジションはスニッフィングが基本である．小児用 i-gel® は特に頭部のポジショニングが重要で，スニッフィングで難しい場合には，肩枕を用いて伸展位にしたほうが挿入や固定がうまくいく．カプノモニター（呼気終末二酸化炭素濃度モニター）できれいな長方形波形が出ていれば，SAD が最低限適当な状態にあることの目安になる．フィットが悪く，リークが多い場合には，まずは器具が正しく挿入されている（カフが口腔内で反対にめくれてしまっていないか等）ことを確認したうえで，必要最小量の注入でカフ圧を調節する．器具本体や使用書に記載されている量はあくまで最大注入量なので，注意してほしい．その他に注意すべきポイントは，SAD のズレだ．検査や処置のためにベッド移動するときなどには，気管挿管中以上に気をつけてほしい．カプノモニターは，声門上ディバイス使用中の換気障害を検出するうえでも非常に有用だから，必須のモニターとして，片時も患児とモニターから目を離してはならない．SAD は便利な器具なのだが，万能では

I 総論

LMA-Classic®

LMA-Proseal®

LMA-Supreme®

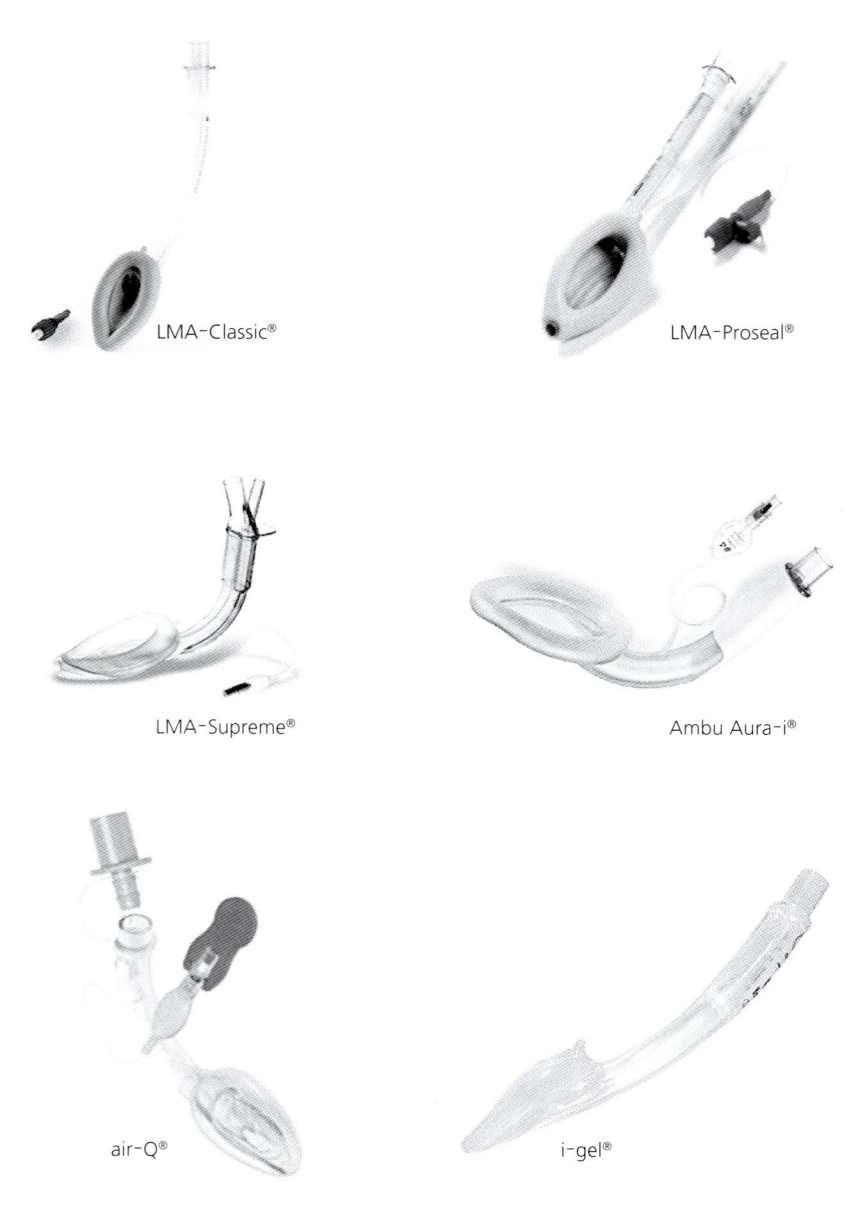

Ambu Aura-i®

air-Q®

i-gel®

●図1● 小児用声門上デバイス各種

ないことも認識しておく．明らかに換気が不安定な状態でSADの使用を続けることは百害あって一利なしである．あきらめて気管挿管する判断も大切だ．

E 思わぬ気道確保困難時にも声門上デバイスを

基礎疾患によっては，わずかな鎮静薬でも上気道の完全閉塞や呼吸停止が起こることがあり得る．マスク換気も気管挿管も困難という緊急の場合にも，声門上デバイスは有用な器具となる．短期間のトレーニングは必要だが，このような意味でも，習得する価値のある器具だ．

F 鎮静時の新しい上気道管理法の可能性

気道確保器具を挿入せずに，上気道開通を補助する方法として，CPAP（持続的気道陽圧）法がある．睡眠時にCPAP導入されている患児を思い浮かべてもらえれば，鎮静時にも有用な方法であることが想像できるかと思う．高流量のフローを用いることで，鼻カヌラだけでCPAPがかけられるシステムなどは低侵襲で，小児の鎮静時にもよい適応があるかもしれない．

■文献

1) Robert S. Chapter 12: Airway management. In: Davis PJ, Cladis FP, Motoyama EK. Smith's Anesthesia for Infants and Children, 8th ed. Philadelphia: Mosby Elsevier; 2011. p. 344-65.
2) Sato Y, et al. How can we improve mask ventilation in patients with obstructive sleep apnea during anesthesia induction? J Anesth. 2012 Dec 5. [Epub ahead of print]
3) Tracy MB, et al. Mask leak in one-person mask ventilation compared to two-person in newborn infant manikin study. Arch Dis Child Fetal Neonatal Ed. 2011; 96 (3): 195-200.
4) 北村祐司．小児麻酔の人工呼吸．LiSA．2012; 19 (9): 956-60.

〈北村祐司〉

6 鎮静・鎮痛前絶飲食基準

◆ポイント◆
- 深い鎮静・鎮痛の必要な検査・処置では全身麻酔前と同等の絶飲食時間を適用する.
- 催眠以上の鎮静を必要とする予定検査の前には食事制限を行う.
- 清澄水は,あらゆる検査の2時間前まで摂取を許可する.

　小児においては,静止が求められる検査や痛みを伴う処置を行う際に,患児の安全確保と苦痛の軽減,検査・処置の遂行のために鎮静や鎮痛が日常的に行われている.安全確保には呼吸・循環の維持,気道確保とそのモニターによる監視などが考慮されなければならないが,ここでは検査・処置中の嘔吐,誤嚥を防ぐための飲食時間の制限について述べる.手術室外で,麻酔科医が鎮痛・鎮静にかかわらずに,診断治療にあたる各診療科の医師が行う場合(これが大多数を占めると考えられるが)には,食事制限を全く行っていない場合もかなりの割合を占めている[1].誤嚥を起こさない安全性と利便性を考慮した絶飲食の目安が必要である.

A 絶飲食時間設定の必要性について

1. 鎮静薬と咽喉頭反射

　鎮静薬(鎮痛薬)を使用すると咽喉頭反射が減弱するので,誤嚥のリスクが上昇する.誤嚥は胃内容物あるいは口腔内・鼻腔内の唾液や分泌物を喉頭内または気管内に吸引することである.咽喉頭反射が抑制される可能性があるときには,誤嚥のリスクを減弱させるために胃内容物を減少させておくことが望ましい.したがって鎮静薬(鎮痛薬)を使用する予定検査の前には,飲食制限を行う必要があると考えられる.咽喉頭反射は鎮静の深さにより抑制の度合いが強くなると考えられる.呼吸抑制を生じるほどの深い鎮静・鎮

痛を行う場合には，全身麻酔を行うのと同等の絶飲食時間が必要である．軽度の鎮静を行う場合には，ある程度の咽喉頭反射が残存するので，誤嚥のリスクは低いと予想される．しかし，このような場合でも同量の投薬でもたらされる鎮静のレベルには個人差がある．また当初，軽度の鎮静の予定であったのが，患児が就眠しない，体動がある，検査の途中で覚醒する，検査時間が長引くなどして鎮痛・鎮静薬を追加したり，鎮静の程度を深くせざるを得ないこともままある．このような理由から，麻酔科医が鎮静・鎮痛にかかわる場合には，全身麻酔の術前と同様の絶飲食指示を行うことが多い．日本麻酔科学会のガイドラインや米国麻酔科学会，欧州麻酔科学会のガイドラインでも同様の示唆がされている[2-5]．国内の小児病院でもほぼこれに準ずる方針がとられているようである．この基準を表1に示した．

● 表1 ● 処置前の絶飲食時間（麻酔科医用）[a]

摂取物	絶飲食時間（時間）
清澄水[b]	2
母乳	4
人工乳・牛乳	6
軽食[c]	6
フライ，脂肪の多い食物	8

a: 処置には，全身麻酔，区域麻酔，鎮静・鎮痛などが含まれる
　予定手術を受ける健康な患者を対象とする．分娩中の妊婦は含まない．
b: 果肉を含まないジュース，コーヒー，紅茶，炭酸飲料も含まれる
c: バターとジャムを塗ったトースト1枚と清澄水程度の食事
（日本麻酔科学会，米国麻酔科学会，欧州麻酔科学会が提唱している絶飲食ガイドラインに基づく）

2. 飲食物の胃通過時間

経口摂取された食物を，胃は液体と固形物を別々に消化し胃から排出する．胃内残留量を縦軸に，時間を横軸にとると，液体の胃からの排出は first order kinetics に従い，指数関数的で速やかであるが，固形物の排出は zero order kinetics に従うので直線的でゆっくりである[6]．

1）清澄水

清澄水の胃の通過時間は，液体の pH が中性で，等張で，カロリーを含まないものが最も早い．内容量，カロリー含有量，浸透圧が高いと胃通過時間は長くなる．液体に含まれる糖の種類によっても差があり，カロリーが同じでも，果糖の水溶液はグルコースやガラクトース水溶液より通過が早く，マルトデキストリンや蔗糖水溶液はグルコース水溶液より通過が早い[7]．清澄水には，水，お茶，コーヒー，紅茶，果肉を含まないジュース，炭酸飲料などが含まれる．リンゴジュース 10mL/kg を麻酔導入2時間半前に摂取しても胃内容量や胃液の pH は絶食と比較して有意差がない[8]．種類により胃の通過時間は多少異なるが，清澄水については種類，摂取量，年齢にかかわらず，予定手術の2時間前までの制限で十分であるというコンセンサスが得られている[2-6]．

2）母乳と人工乳

母乳と乳児用人工乳の胃からの排出は2相性である．最初の早い排出相は，液体の排出に相当し，このあと，遅い排出相が続き，これは固形物の排出に相当する．牛乳は胃に到達すると，液相と固形相に分離し，胃からの排出時間も2相に分かれる．液相部分は清澄水と同様に速やかに排出されるが固形相は排出に何時間もかかる．母乳と乳児用ミルク（人工乳）と牛乳の比較では，母乳の排出が最も早く，次いで，乳清含有量の高い人工乳，カゼイン含有量の高い人工乳が続き，牛乳の排出が最も遅い[9]．母乳の排出は人工乳や牛乳より速やかであるが，確実な排出には2時間以上必要で，少なくとも3時間の制限が推奨されている．

3）固形物

固形物は種類によっても量によっても胃からの排出時間が異なる．8人の健康な女性ボランティアを対象とした研究で，バターとジャムを塗ったトースト

1枚，ブラックコーヒー　カップ1杯，果肉のないオレンジジュース　コップ1杯の軽食を摂取後，全員の胃から食物が消失するまで4時間かかったという報告[10]や，オレンジジュースとビスケット2枚を摂食した小児の2〜4時間後の胃内に固形物が残留したという報告がある．トースト1枚と清澄水の軽食では手術前6時間の制限が推奨されている．フライや脂肪の多い食物は胃の通過時間が長いので軽食には含まれない．通常量や大量の固形物摂食後の胃排出時間は軽食摂取後より長いことが予想される．鎮静・鎮痛を行うには少なくとも8時間以上の制限が必要とされる．

3. 胃排出量に影響を与える因子

　食道胃逆流症は清澄水の胃通過時間に影響を与えないが固形物の排出は遅れる可能性がある[9]．外傷，特に痛みを伴う場合には胃からの排出時間が遅延する．外傷の程度が重症であるほど，胃排出時間は遅くなる．最後の食事から受傷までの時間が短いほど，胃に残る可能性が高い．外傷後の患者では充満胃として対応する必要がある[5]．

B　鎮静・鎮痛の程度と飲食制限の必要度

1. 飲食の制限が必要のない検査・処置

　鎮痛薬や鎮静薬を使用せずに局所麻酔のみで行うものは咽喉頭反射を抑制するものを使用しないので絶飲食指示は不要である．不眠症に対して就寝前にマイナートランキライザーが処方されるときに，飲食制限がないのと同様に，催眠薬のみで行う検査も絶飲食指示が必要ないと考えられる．この場合の催眠薬にはトリクロホスナトリウム（トリクロリール®）の経口投与，d-クロルフェニラミンマレイン酸塩（ポララミン®）の経口投与，抱水クロラール（エスクレ®坐剤）の注腸，ペントバルビタール（ラボナ®錠）の経口投与などが使用される．これらの催眠薬を使用して行う検査には，心電図，脳波，心エコー，聴性脳幹反応（ABR）などがある．

2. 飲食制限を考慮すべき検査・処置

　CT，MRIなどの検査では，大きな機械に囲まれることで患児を不安にさ

せやすく，一旦就眠しても途中で機械の音で患児を覚醒させる可能性があること，また大きな体動があると，画像の質が著しく低下することなどから，乳幼児に対しては，就眠以上の鎮静が必要である．麻酔科医以外の医師が使用する鎮静薬としてはトリクロホスナトリウムの経口投与，d-クロルフェニラミンマレイン酸塩の経口投与，抱水クロラールの注腸などを複数組み合わせて使用されることが多い．これで鎮静が不十分な場合には，ケタミン（ケタラール®），ミダゾラム，プロポフォールなどが静脈内投与される．鎮静薬の静脈内投与が予想される場合には，点滴が行われ，心電図，パルスオキシメータによるバイタルサインのモニター，胸郭の動きなどが監視される．このような処置の前には，飲食物の時間制限を行うのが望ましい．母乳や固形物の投与を3〜4時間以上あけるのが望ましいと考える．

骨髄穿刺（マルク），髄液検査（ルンバール）のように痛みを伴い，体動が危険である検査・処置では，鎮痛と鎮静が必要である．検査の所要時間は短時間であるのでミダゾラムやチオペンタールの静脈内投与で鎮静を得たのちにケタミン（ケタラール®）で鎮痛を行うなどの方法が用いられる．これらの処置の前には，母乳や固形物の投与を3〜4時間以上あけるのが望ましいと考える．

このような検査・処置前の最低限の絶飲食時間の1つの提案を表2に示し

● 表2 ● 中等度の鎮静・鎮痛を伴う検査・処置前絶飲食時間
（麻酔科医以外の医師用）[a]

摂取物	最低限の絶飲食時間（時間）
清澄水[b]	2
母乳	2
人工乳・牛乳	3
軽食[c]	3

a: 小児科医，小児外科医，放射線科医らが鎮静・鎮痛を行い患者をモニターする場合
　予定検査・処置を受ける健康な患者を対象とする．
b: 果肉を含まないジュース，コーヒー，紅茶，炭酸飲料も含まれる
c: 通常の半分程度の朝食

た．現在，これより厳しい絶飲食時間（表1に近い基準）を設けている施設では，この表2の提案に合わせる必要はない．また，患者の重症度，合併症の有無，担当医師の技量，各施設の状況によって修飾させる必要があるのは当然である．

3. 飲食制限の必要な予定検査・処置

侵襲の大きな検査や，長時間にわたる可能性のある検査，呼吸抑制が心配されるような鎮静・鎮痛が必要な検査では手術と同様の飲食制限が必要である．例えば，心臓カテーテル検査，カテーテルインターベンション，消化管内視鏡などである．

手術に準ずる検査，手技の飲食制限は，全身麻酔の飲食制限（表1）と同等とする．清澄水は2時間前まではフリーに許可する．多くのガイドラインがこれを推奨している．清澄水とは，水，生理食塩水，5％グルコース水，スポーツ飲料，果肉を含まないジュース，お茶，コーヒー，紅茶などである．コーヒー，紅茶に少量のミルクを加えたものも可とされる[5]．

母乳は4時間前まで可能である．人工乳と牛乳は6時間前まで許可する．軽食（トーストと清澄水）は6時間前までとされる．

4. 外来患者への食事制限の指示

外来患者に飲食制限を考慮すべき検査・処置を予定する場合や，飲食制限の必要な予定検査・処置を行うときには，あらかじめ次回の検査来院時の説明時に，飲食制限を記載した用紙を手渡し，飲食制限の必要性とともに飲食制限の内容を口頭でも説明するのがよい．

5. 緊急検査

緊急検査時の鎮静・鎮痛のタイミング，投与量，投与方法について，胃の充満度を考慮するかどうかについて，救急医の中でも考え方が分かれる[11]．

この背景には，誤嚥の頻度自体が低いために，このような事態に遭遇することがまれであることがあげられる．頻度が低いために，文献上でも，充満胃であることと誤嚥の頻度に関連があるという結論は導かれない．

緊急検査の場合については，救急医学会は充満胃の状態で緊急検査を行わなければならない場合にも，鎮痛・鎮静を行うべきであるとしている．充満胃であるから，鎮痛・鎮静を行わずに患者の苦痛を与えるのを戒めている[12]．

以上，飲食制限時間の根拠となる胃の排出時間について述べ，中程度以上の鎮静・鎮痛が予想される場合の，小児の検査・処置前の飲食制限についての提案を示した．

■文献

1) Cravero JP, Havidich JE. Pediatric sedation-evolution and revolution. Paediatr Anaesth. 2011; 21: 800-9.
2) 公益法人日本麻酔科学会 術前絶飲食ガイドライン．
http://www.anesth.or.jp/guide/pdf/guideline_zetsuinshoku.pdf
3) American Society of Anesthesiologists Task Force on Sedation and Analgesia by Non-Anesthesiologists. Practice guidelines for sedation and analgesia by non-anesthesiologists. Anesthesiology. 2002; 96: 1004-17.
4) Practice guidelines for preoperative fasting and the use of pharmacologic agents to reduce the risk of pulmonary aspiration: application to healthy patients undergoing elective procedures: an updated report by the American Society of Anesthesiologists Committee on Standards and Practice Parameters. Anesthesiology. 2011; 114: 495-511.
5) Smith I, Kranke P, Murat I, et al. European Society of Anaesthesiology. Perioperative fasting in adults and children: guidelines from the European Society of Anaesthesiology. Eur J Anaesthesiol. 2011; 28: 556-69.
6) Splinter WM, Schreiner MS. Preoperative fasting in children. Anesth Analg. 1999; 89: 80-9.
7) Moukarzel AA, Sabri MT. Gastric physiology and function: effects of fruit juices. J Am Coll Nutr. 1996; 15: 18S-25S.
8) Splinter WM, Stewart JA, Muir JG. Large volumes of apple juice preoperatively do not affect gastric pH and volume in children. Can J Anaesth. 1990; 37: 36-9.
9) Billeaud C, Guillet J, Sandler B. Gastric emptying in infants with or

without gastro-oesophageal reflux according to the type of milk. Eur J Clin Nutr. 1990; 44: 577-83.
10) Søreide E, Hausken T, Søreide JA, et al. Gastric emptying of a light hospital breakfast. A study using real time ultrasonography. Acta Anaesthesiol Scand. 1996; 40: 549-53.
11) Bhatt M, Currie GR, Auld MC, et al. Current practice and tolerance for risk in performing procedural sedation and analgesia on children who have not met fasting guidelines: a Canadian survey using a stated preference discrete choice experiment. Acad Emerg Med. 2010; 17: 1207-15.
12) Green SM, Roback MG, Miner JR, et al. Fasting and emergency department procedural sedation and analgesia: a consensus-based clinical practice advisory. Ann Emerg Med. 2007; 49: 454-61.

〈木内恵子〉

7 鎮静に伴う医療事故と判例

◆ポイント◆

- 医療における麻酔の危険性と，麻酔医に対する信頼の由来を自覚する．
- 医薬品添付文書の記載には日頃より注意する．
- 添付文書に従わない場合には，積極的根拠による説明ができるようにする．
- 特に小児について，成人との対比での具体的配慮を常に念頭におく．

はじめに

「鎮静に伴う医療事故と判例」というテーマをいただいたが，小児麻酔事故に限った裁判例がきわめて少ないため，麻酔事故全体に対する裁判所の考え方を紹介し，小児麻酔を考える一助となればと願う次第である．あらかじめご容赦いただきたい．

麻酔は医療の一領域であるが，ペインクリニックを除き，それ自体が治療として完結しているのではなく，手術等の治療行為の補助を受けもつ部分といえる．患者を眠らせて手術時等の痛みを取り除き（全身麻酔），あるいは身体の一部の神経を一時的に麻痺させて手術時等の痛みを取り除き（局所麻酔），結果としてより大きな身体侵襲を伴う手術・検査等を可能とし，より大きな治療効果を上げる重要な部分を受けもつのが麻酔である．しかしながら，麻酔は，薬剤により意図的に患者のバイタル機能を低下させ（奈落に突き落とす），その後バイタルを正常に戻す（覚醒させる）という，それ自体きわめて危険な所為である．患者はそのまま放置されれば絶命する危機に立たされるが，その間患者の生命保護を一手に引き受けるのが麻酔担当医である．そして麻酔には，人間のバイタルを早期に低下させる強力な薬理作用を有する薬剤（麻酔薬）が不可欠であるところ，これは薬剤副作用・中毒と背

中合わせである．これらより，麻酔を主催する医師に対する期待・責任は相対的に大きなものになる．

そもそも医師には「人の生命及び健康を管理する業務に従事する者として，危険防止のために経験上必要とされる最善の注意を尽くして診療に当たる義務」が課せられているとされる（東大輸血梅毒事件，最判昭 36. 2. 16 民集 15. 2. 244）．医師の注意義務が「最善の注意義務」とされる根拠は，以下の 2 点にある．つまり，①信頼責任（医師は，典型的プロフェッションとして，専門家としての高度の学識・技術を身につけていると期待され，またそうすべきであること．そしてなおかつ，そのような専門家であることを，市民社会に対して宣言していること．これらによって，社会から高い信頼を受ける存在であるから，その信頼に高いレベルで応えるべきであること）と，②危険責任（医療過誤の特徴として，医師の不注意によって患者に破壊的結果（catastrophic consequences）を招きうること．また，他の専門家と異なり，取り返しがつくとは限らない損害を招きうること（not always easy to cover up）．このように大きな危険を内包する専門的行為を遂行するにあたっては，相応の高度な注意を払うべきであること）であるが，これは麻酔を行う医師に，より妥当するといえよう．

A 麻酔事故における争点

麻酔事故が問題となった裁判例を検討すると，争点は大きく 2 つの場面に分かれる．第 1 は麻酔薬の処方に問題がなかったか否かであり，第 2 は麻酔後の患者管理・観察に問題がなかったか否かである．第 1 の場面では，主に当該麻酔薬の添付文書に従った適応，処方例か否かが問題とされ，第 2 の場面でも，添付文書の注意に従った管理・観察がなされているか否かが問題とされることが多い．ただし，第 2 の場面でも「処方量が多ければより濃密な注意が必要なのではないか」といった素朴な問題提起のもと添付文書上の処方量等に関する記載等との関連で論じられる場面は少なくない．その他，麻酔の手技自体にエラーはなくとも，麻酔の危険性等についての説明義務違反といったコミュニケーションエラーが問題とされるケースも多い．

B 麻酔薬投与の適否（医薬品添付文書違反の有無）

1. 医薬品添付文書に関する最高裁の立場

「医薬品添付文書」とは薬事法 52 条の規定による法定文書であり，製薬会社，輸入会社が医薬品の有効性と安全性，品質を確保するために必要な情報を提供する手段とされているものであるが，平成 9 年に厚生労働省が添付文書作成のガイドラインを示し，それまで製薬会社の宣伝，広告文書のようにみられていた添付文書は，医薬品投与者，利用者への医薬品情報提供手段として重要な働きをするようになった．そして最高裁判所は，この医薬品添付文書と医師の薬剤処方の関係について，以下のとおり，一応の総括的な立場を明らかにしている．

1）添付文書違反は過失を推定する

最高裁は「医薬品の添付文書の記載事項は，当該医薬品の危険性（副作用等）につき最も高度な情報を有している製造業者又は輸入業者が，投与を受ける患者の安全を確保するために，これを使用する医師等に対して，必要な情報を提供する目的で記載するものであるから，医師が医薬品を使用するに当たって，右文書に記載された使用上の注意事項に従わず，それによって医療事故が発生した場合には，これに従わなかったことにつき，特段の合理的理由がない限り，当該医師の過失が推定される．」と判示した．これはネオペルカミンSによる腰椎麻酔によって虫垂切除術を受けた 7 歳児が，執刀開始から 7 分後に心停止となり，心肺蘇生術を行い心停止から 8 分後に心拍が再開したにもかかわらず，重度脳機能低下という後遺障害を残すことになったという事例である．最高裁は，添付文書上，「投与後 2 分毎に血圧を測定する」と添付文書に記載されていたのに，医師が 5 分毎の観察を指示した点に過失があると判示した（最三小判平成 8.1.23 民集 50.1.1）．

2）医薬品最新情報調査義務がある

次に最高裁は「精神科医は，向精神薬を治療に用いる場合において，その使用する向精神薬の副作用については，常にこれを念頭において治療に当たるべきであり，向精神薬の副作用についての医療上の知見については，その最新の添付文書を確認し，必要に応じて文献を参照するなど，当該医師の置

かれた状況の下で可能な限りの最新情報を収集する義務があるというべきである．」と判示した．これは向精神薬投与によって患者がSJ症候群を発症し失明した事例について，添付文書に副作用として記載されたSJ症候群についての医師の認識不足を非難したものである．（最二小判平成14.11.8判時1809.30）

この2つの最高裁判決は少なからず医療現場に衝撃を与えたが，実は，多くの下級審裁判所は，「添付文書は有力な証拠だが，他に合理的エビデンスがあれば，添付文書の記載に従わない薬物治療を直ちに過誤とはしない」と判断するのが一般的であり，具体的事例毎に最高裁判決の射程範囲内か否かを個別に検討することが必要となる．

2. 下級審の裁判例

1) 東京高判平成13.9.12（判時1771.91）

このケースでは添付文書上の用量外使用が問題とされ，さらに患者観察義務違反も問題とされた．事例は，統合失調症患者が，精神科病院に入院した翌日（入院から2時間後）に急死したが，鎮静睡眠剤のイソミタールが，通常1回使用量0.5gの2倍量である1g注射されたというものである．遺族は，患者の死因は舌根沈下による窒息であり，イソミタールの倍量投与のうえ，経過観察の困難な保護室に収容し，十分な経過観察を行わなかったことが患者の死亡原因であると主張した．判決は，具体的事実経過を踏まえた患者に対する病院の経過観察違反を理由に医療過誤を結論として認定はしたが，医薬品を能書記載に違反して過剰投与したことを過失の理由とはしていない．

2) 東京高判平成13.9.26（判時1779.29）

このケースでは適応外処方と用量外使用，そして併用処方をも踏まえた患者観察義務違反が問題とされた．判決では，鎮静目的でのサイレース，ヒルナミンの併用投与後の経過観察に過失があるとはされたが，添付文書上適応外とされる医薬品の使用と用量を超えた医薬品の使用・併用自体について過失とは認定していない．

3）東京地判平成 16．4．27（判タ 1211．214）

79歳の男性患者が，X大病院（某国立大学病院）で脳下垂体腫瘍摘出術後にせん妄状態となりドルミカムの投与を受けたところ，その後，呼吸抑制による低酸素性脳症から遷延性意識障害を負ったという事例である．添付文書に明白に反する事態としては，せん妄状態に対する鎮静目的のドルミカム投与（適応外処方）があり，この適否が問題とされた．判決は，当時のドルミカムの適応は，麻酔前投薬，全身麻酔の導入及び維持であり，せん妄状態の鎮静を目的としてのドルミカム投与は，適応外使用に当たるとしたが，「医師及び看護師は，環境的介入，支持的介入，抑制帯による拘束を何度も試みた上で重大な危険を避けるために薬剤を投与したのであって，安易に薬剤による鎮静を図ったといえない」と指摘し，「薬剤を用いて鎮静を図ったこと自体が注意義務違反になるとまで断ずることはできない．」「医薬品の選択は，医師の裁量にゆだねられており，添付文書に記載された事項は原則として遵守すべきだが，全てについて必ずしも絶対的な要請であるとはいえない．」「適応外使用は，全く許されないとまでいうことはできない．」等と述べ，きわめて現実的で柔軟な判断をしている．ただし，ドルミカムの投与量・投与方法，ドルミカム投与前の心肺蘇生処置の準備，ドルミカム投与後の心肺蘇生処置等に関して病院に過失があると判断しているが，これには，未熟な研修医に基本的ミスが認められたという格別の事情が背景にあった．

C 患者管理・観察義務違反

1. 医薬品添付文書違反

ネオペルカミンSに関する前記平成8年最判は，医薬品添付文書に記載された血圧測定間隔（2分毎）を遵守していなかった（5分毎）点を端的に過失と認定し，病院側からの「5分間隔は医療慣行」との主張を「医療水準と医療慣行は異なる」として，法的義務違反の有無は医療水準に則って判断されるとし，添付文書上の記載を医療水準の拠り所としている．この最高裁の判示部分には特に医療者からの異論は多いが，（法律家からの批判として）[1-6] 添付文書と離齬する対応をする場合には，まずは医療側にその点についての説明・説得責任が求められているという点を十分認識すべきであり，

「他の病院でもやっている」といった消極的説明では足りないということだと理解すればよい．積極的説明による説得ができれば，仮に結果が伴わなくても過失責任を問われないのである．

2. 適応外処方，用量外使用と患者管理・観察

　適応外処方，用量外使用自体を過失とは認定しなかった裁判所が，患者管理・観察義務違反を認定するケースが多いことは，すでに紹介した裁判例からも知ることができる．裁判所が，直接の過失とはされなかった適応外処方，用量外使用等はいずれも医療者に対して要求される患者管理・観察のレベルを上げるものであるとの前提に立つからである．

1) 前記平成16年東京地判

　判決は「本件で実施されたドルミカムの用法及び用量は，麻酔医，又はドルミカムの使用及びこれによる呼吸抑制が生じた場合の気道確保等に十分な経験を有し，患者の個別的・具体的状態を吟味して，事故を防ぐ限度での鎮静化のために必要，かつ，安全なドルミカムの用法及び用量を決定することのできる医師が，慎重に症状を観察しながら行うのであれば，許される．しかし，研修医である当該医師が，単独の判断で行う場合には，ドルミカムの適応外投与を慎重に行わなければならないという注意義務に違反するおそれの高い行為であるといわざるを得ない」と述べ，当該事案においてドルミカムの急速投与以外に代替手段がないような緊急状態ではなかったこと等をも踏まえ，慎重な対応を求めている．そのうえで，ドルミカム投与前の心肺蘇生処置の準備，ドルミカム投与後の心肺蘇生処置の実施等についていずれも過失があると判断した．医薬品添付文書の関係では，仮に担当医が研修医であっても「適応外使用」に対する慎重な判断は免れないということであり，日頃からの研修医に対する教育指導が重要であって，そのためにも上級医としては日々薬剤投与に関する研鑽努力を重ねていかなければならないということである．

2) 前記平成13.9.26 東京高判

　本判決も，適応外処方，用量外使用自体を過失とはしなかったものの，それらが経過観察義務に少なからず影響することを述べ，結論として経過観察

義務違反の過失があると認定している．

3）最二判平成 21. 3. 27（最判民 230. 285）

事例は，左大腿骨を骨折した 65 歳の患者 A が，Y の開設する病院において全身麻酔と局所麻酔を併用して人工骨頭置換術を受けたところ，手術中に血圧が急激に低下し，心停止となって死亡したことから，患者の相続人である X らが，担当医師らには麻酔薬の過剰投与，心臓マッサージの開始の遅れ等の過失があり，A はそれらの過失によって心停止となり，死亡するに至ったと主張して，Y に対し，不法行為に基づく損害賠償を求めたというものである．本件では死因自体に争いがあったが（病院から脂肪塞栓の可能性が指摘された），全身麻酔により就眠を得た A に対し，2％塩酸メピバカイン注射液を，その能書に記載された成人に対する通常の用量の最高限度である 20mL 投与したうえ，プロポフォールを，通常，成人において適切な麻酔深度が得られるとされる投与速度に相当する 7.5mg/kg/ 時の速度で，40 分以上の間持続投与し，その間，A の血圧が硬膜外麻酔の効果が高まるに伴って低下し，執刀開始以降は少量の昇圧剤では血圧が回復しない状態となっていたという経過事実を踏まえ，投与速度を減じなかった医師の対応が大きな争点となった．原審（東京高判平成 19. 1. 31 判例集未登載）は，塩酸メピバカインの投与量を減らしたとしても，その程度は麻酔担当医の裁量に属するものであり，その減量により本件心停止及び死亡の結果を回避することができたといえる資料もないから，死亡と因果関係を有する過失の具体的内容を確定することはできないと判断したが，最高裁は，「薬量の配慮をせずに高度の麻酔効果を発生させ，これにより心停止が生じ，死亡の原因となったことが確定できる以上，これをもって，死亡の原因となった過失であるとするに不足はない．塩酸メピバカインをいかなる程度減量すれば心停止及び死亡の結果を回避することができたといえるかが確定できないとしても，単にそのことをもって，死亡の原因となった過失がないとすることはできない」と判断した．

この最判には医学界からの批判も少なくないが，最高裁がいっているのは，「何も考えず減量もしなかった酷い医療であった」ということではないかと推察される．最高裁は前提事実として，「プロポフォールを塩酸メピバ

カインと併用投与する場合は，プロポフォールの通常の用量よりも低用量で適切な麻酔深度が得られ，併用により血圧及び心拍出量が低下することがあるので，投与速度を減ずるなど慎重に投与すべきであり，また，一般に高齢者では循環器系等への副作用が現れやすいので，投与速度を減ずるなど患者の全身状態を観察しながら慎重に投与すべきものであることが能書上明らかであった.」と判示している．それにもかかわらず，何もせず拱手傍観し，結果として患者が死亡している事実は問題であるが，これについて医療側に積極的な説明・説得を求めたところ，裁判所として納得には至らなかったということであろう．死因認定も含め，最高裁の結論には確かに異論があり得るが，前述したとおり，患者をあえて危険な状態におく麻酔処置に関して，麻酔薬の添付文書の記載を踏まえたうえで，用量，患者観察等についての決定をどのように行ったのかについて，素人である裁判所が納得できるような説明を求められていると考えれば，今後の医療現場での対応について一定の指針が示されたものと考えることもできるのではないだろうか[7]．

D 説明義務違反

　最近の裁判例として，小児麻酔の事例を一例だけ参考にあげる．
　GVHD（移植片対宿主病）罹患小児に全身麻酔施行中，患児が死亡した事例について，GVHD罹患小児に全身麻酔を施行するにあたり，動脈血ガス分析検査をすべきであり，また，麻酔科医が直接問診し，患児及びその家族に麻酔の説明をすべきであったとして，同義務違反を理由とする損害（慰謝料）賠償請求を一部認容した判決である（京都地判平成20．4．30判例秘書登載）．判決は「手術を行う際には必ずそれに先だって麻酔が施行されるところ，手術を行う場合に手術施行者の他，必ず麻酔科医が麻酔について説明をしなければならないことはない．しかし，Aのように慢性のGVHDという重大な疾患に罹患し，呼吸状態がかなり悪く，酸素化能の予備力が少ない患者に対して麻酔を行うような場合で，しかも同人が罹患していた慢性のGVHDと麻酔のリスクについては未だ臨床医学的に未解明で一定した知見が存在していない状況下にある場合には，少なくとも麻酔科医が麻酔科医としての立場から本件手術の術者とは別に患者ないしその家族に対し，患

者の状況，採用した麻酔の方法・内容，その危険性の内容・程度，慢性のGVHDと当該麻酔との関係（知見の状況も含めて），一旦麻酔を導入しても引き返すことがありうることなどを具体的に説明すべきことが要請されている．」とした．

まとめ

以上，限られたなかで麻酔事故に関する裁判例をいくつか紹介した．裁判所の判断は必ずしも医療現場の現実を踏まえたとはいえないものもあり，今後正しい判決が下されるよう我々もさらに努力したいと考えるが，少なくとも麻酔に係る医療現場においては，麻酔があえて患者の生命に危険を及ぼす処置であること，そしてそれが麻酔医らに許されているのは当該専門能力に対する確たる信頼にあることをあらためて認識したうえで，常に，自らの選択・判断について，患者・家族はもちろん，裁判所をも納得させ得る説明・説得を可能とするための研鑽・努力を怠らないことが，誤った判決を回避することにつながり，ひいては，医事紛争・裁判沙汰自体の回避にもつながるということを銘記されたい[8]．特に小児であれば，成人との対比でどのような配慮をしたのかについて等の具体的説明を求められ，これに対する相応な説明が必要となるのである．この点を是非理解いただきたい．

■**文献**

1) 飯田　隆．注意義務の程度(2)．裁判実務大系(17)．東京：青林書院；1990．
2) 佐藤陽一．治療上の注意義務(注射，投薬等)．現代民事裁判の課題⑨．東京：新日本法規出版；1991．
3) 奥平哲彦．製薬会社の責任と医師の責任．民事弁護と裁判実務．1996．
4) 吉田邦彦．「麻酔事故と医療水準論」に関する一考察(上)(下)．ジュリスト．1997；1105，1106号．
5) 西野喜一．医療水準と医療慣行．新裁判実務大系(1)．東京：青林書院；2000．
6) 稲垣　喬．医薬品添付文書と医師の注意義務．医師責任訴訟の構

造．東京: 有斐閣; 2002.
7) 木ノ元直樹．判例から学ぼう「医薬品添付文書と薬物治療について」．医療リスクマネジメント．2008.
8) 医療界と法曹界の相互理解のためのシンポジウム（第3回）．判例タイムズ．2011; 1355号.

〈木ノ元直樹〉

8 救急室での小児の鎮静・鎮痛

◆ポイント◆

- 救急室における鎮静は,絶飲食ができていないなど患者側の準備が不十分であることが多い.したがって安全確保のためには医療者側が人員の確保や物品の配置など周到に準備し,系統的にアプローチする必要がある.
- 鎮静施行時は,使用薬剤の禁忌や合併症への対応などの知識と気道確保の技術を有する人員を処置医とは別に最低1名配置する.
- 鎮静薬の選択は,実施する処置の内容や所用時間と薬剤の特性をあわせて検討する.
- 鎮静中は経時的に監視し,バイタルサインなどの記録を行う.監視と記録は,患児が帰宅の基準を満たし,帰宅するまで継続する.
- 鎮静を避けるため,患児の気をそらす,また上手に鎮痛薬を使用することも検討する.

はじめに

小児患者に痛みを伴う処置を行う際,私たちは子どもを押さえつけ,「痛くないよ,すぐ終わるよ」と事実とは全く異なる言葉をかけ,子どもの尊厳を軽視してはいないだろうか.米国でもかつては同じような方法で処置が行われていた[1].しかし1990年代には「小児患者が感じている疼痛を適切に評価し,それに対して治療をすること」が小児医療の重要な要素であり,痛みに対して適切な治療をしないことは倫理的に問題があるとまで考えられるようになり[2],さらに2000年代はじめには,処置の際の鎮静や鎮痛は救急室における通常診療の1つとまで考えられるようになってきている[3].本稿では,特にこの救急室における小児患者に対する鎮静と鎮痛について概説する.

A 救急室における鎮静・鎮痛の特徴

　予定された処置や検査に鎮静を行う場合は，計画された環境で鎮静を行うことができる．しかし救急室において行われる処置のための鎮静や鎮痛は予定外の出来事であり，患児においては絶飲食といった事前の準備ができていないために特別な配慮が必要になり，突然の出来事に普段以上に不安感が強く興奮しているため，より深い鎮静が必要になることもある．このような状況であっても安全に鎮静を行うためには，周到な準備と系統的なアプローチが必要である．また通常救急室では人的資源が限られており，多くの患者に対応しながら処置を行う必要がある．したがって鎮静を行うタイミングにも特別な配慮が必要となる．以下このような救急室の特徴に配慮しながら，安全かつ効果的な鎮静および鎮痛を実施する方策について概説する．

B 救急室での鎮静の実施を決定する前に考察すべきこと[4]

　不必要な処置はしないこと，そして必要な処置であれば，安全が確保された環境で行うことがきわめて重要である．

1. そもそも本当にその処置が必要なのか？

　創の部位やタイプによっては患児に負担が少ない皮膚表面接着剤などを用いることで縫合と同等の創傷治癒効果が得られることがある．まずその処置を本当に実施する必要があるのか検討する．表1に鎮静が必要となる可能性

● 表 1 ● 鎮静が必要となる可能性がある処置や検査の例
（文献 5 より一部改変）

外傷処置	侵襲的検査	非侵襲的検査
縫合処置	腰椎穿刺	超音波検査
切開排膿	骨髄穿刺	脳波
骨折整復	胸腔穿刺	CT/MRI など
脱臼整復	胃カメラなど	
熱傷処置		
異物除去など		

がある処置や検査をあげた．

2. 本当に鎮静が必要なのか？

　適切な鎮痛を施す，あるいは患児の気をそらすなどの工夫により，鎮静をしなくても処置を完遂できる場合がある．また患児の不安を軽減させる方策も検討すべきであろう．

3. 重篤な合併症が発生したときに対応できる体制が整っているか？

　特に気道にかかわる合併症が発生したとき確実に気道確保ができるか，また使用予定の薬剤について十分な知識をもち，まれなものであっても起こりうる合併症への対策がとられているかについて，鎮静を行う前に十分に検討し，準備をしておく．

4. もし処置中に他の重症患者への対応が必要となったとき，どのように対応すべきか？

　時間のかかる処置や検査のため救急室を離れる必要がある場合，重症患者の受け入れ要請があったらどうするか，もし待合室で重症患者が発生したら誰が対応するかといったこともあらかじめ考えておくと，いざというときの対応がスムーズになる．処置を中止して重症患者に対応する必要があれば，鎮静を中断し，覚醒するまで患児を観察する人員も必要となる．

C 普段から準備しておくこと[4-9]

1. 物品および環境の準備

　鎮静を実施する場所には，蘇生に対応できるように小児のサイズに合わせた各種蘇生物品を用意する．これらの物品は破損がないか定期的に点検する．また酸素や吸引といった設備の準備も必要である．表2に準備しておくべき物品の例をあげる．

2. 人員の訓練

　鎮静に際して，薬剤に対する知識と気道確保の技術は非常に重要である．

8. 救急室での小児の鎮静・鎮痛

● 表 2 ● 鎮静を行う際に準備しておくべき物品の例
（文献 8 より一部改変）

基本物品
  吸引チューブ/吸引源
  酸素マスク/酸素源
  適切なサイズの蘇生バッグとマスク
気道確保物品
  適切なサイズの経鼻/経口エアウェイ
  適切なサイズの気管チューブ
  喉頭鏡と適切なブレード
  適切なサイズのラリンジアルマスク
生体情報モニター
  心電図モニター
  酸素飽和度モニター
  適切なサイズの血圧計カフ
  経鼻/経口式呼気終末 CO_2 計測器
救急カート/除細動器

鎮静に関係する医師は，使用頻度の高い薬剤について，特に禁忌事項や合併症への対策について学んでおく．また看護師も含め最低限用手的気道確保ができるよう訓練を積んでおく．

D 鎮静への系統的アプローチ[1,4-9]

鎮静の必要性を考察したうえで鎮静が必要と判断し，かつ鎮静前の準備が整っているならば，救急室内における鎮静の実施に向け，以下のように系統的にアプローチする．

1. 鎮静前の評価

1) AMPLE 聴取と身体所見

鎮静前に必要な情報と身体所見をとる．患児の年齢と体重，最新のバイタルサインを得る．また使用予定の薬剤の禁忌事項，アレルギー歴，内服薬，既往歴，最終飲食，簡単な病歴を聴取し，気道，呼吸，循環に焦点を絞った

身体所見をとる．

2）患者のリスク評価

詳細は他稿に譲るが，米国麻酔科学会による全身状態分類（ASA 分類）のクラスⅢ以上や気道確保困難が想定される患児は，高度な全身管理や気道確保のスキルが必要となることを想定し，手術室内で麻酔科医による鎮静を考える．

3）最終飲食時間とその内容の確認

詳細については他稿に譲るが，処置を急ぐ場合（例：電気ショックなど）は，たとえ絶飲食の時間が不十分であっても処置を実施せざるを得ない．誤嚥のリスクの高い患児（6 カ月未満の乳児や嘔吐しやすい病態など）に対しては，特に気道確保に対する万全の準備をしておく．

2．保護者への説明と同意

鎮静を実施する前に，保護者に対して鎮静の目的，鎮静による利益と危険性，想定し得る合併症などについて説明し，保護者からの質問にも答えたうえで同意書を得る．

3．鎮静の計画

1）鎮静薬の選択

実施する処置の内容により，到達すべき鎮静の深度や必要となる鎮静の時間が異なる．そのため鎮静薬の特性と照らし合わせながら，投与する薬剤の種類やその投与経路などを選択する．薬剤選択について，考え方の例を図 1 に紹介する．ここであげる鎮静の深度や各種薬剤の特性についての詳細は「鎮静の分類」「静脈麻酔薬による鎮静，鎮痛」「経口・注腸鎮静薬の使い方」の稿を参照のこと．

2）人員配置の計画

鎮静を実施する以上，処置を行う医師の他に最低 2 名の医療者が必要である．1 人は気道確保が確実にでき，使用する薬剤に対する十分な知識をもつ医師である．これは軽度の鎮静を計画しても，実際は中等度以上の鎮静になってしまうことを想定してのことである．もう 1 人は記録係であり，処置

8.救急室での小児の鎮静・鎮痛

```
                    ┌──────────────┐
                    │  処置の種類    │
                    └──────┬───────┘
          ┌────────────────┼────────────────┐
  ┌───────┴──────┐ ┌──────┴──────┐ ┌───────┴──────┐
  │痛みを伴わない │ │軽度の痛みを │ │強い痛みを    │
  │処置/検査      │ │伴う処置      │ │伴う処置      │
  └───────┬──────┘ └──────┬──────┘ └───────┬──────┘
          │        ┌──────┴──────────┐        │
          │        │到達すべき鎮静の深度│        │
          │        └──┬──────┬───────┘        │
  ┌───────┴────────┐  │      │        ┌───────┴────────┐
  │鎮静（体動コント│ ┌┴─────┐┌┴────────────┐│moderate sedation/│
  │ロールの必要度に│ │鎮静のみ││minimal sedation││deep sedation    │
  │応じて          │ └┬─────┘└┬────────────┘└───────┬────────┘
  │minimal sedation│  │        │                      │
  │～deep sedation）│  │        │                      │
  └───────┬────────┘  │        │                      │
          └───────────┴────┬───┴──────────────────────┘
                    ┌──────┴──────┐
                    │使用する鎮静薬│
                    └──┬──┬──┬──┬─┘
```

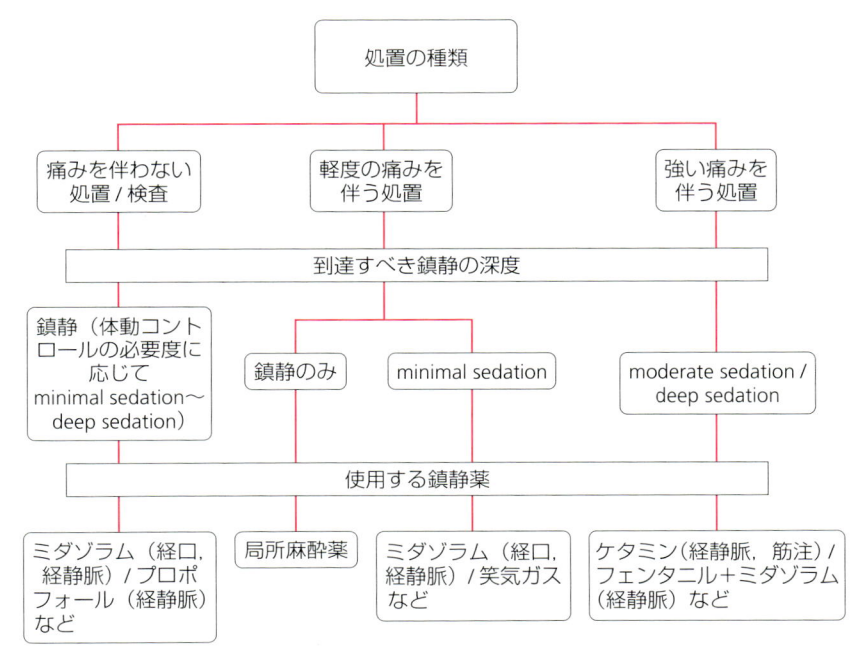

| ミダゾラム（経口，経静脈）/プロポフォール（経静脈）など | 局所麻酔薬 | ミダゾラム（経口，経静脈）/笑気ガスなど | ケタミン（経静脈，筋注）/フェンタニル＋ミダゾラム（経静脈）など |

● 図 1 ● 鎮静薬選択の考え方の例（文献 7 より一部改変）

中あるいは処置後に患児の状態を監視し記録する．救急室が混雑し，これらの人員が確保できないときには，処置の開始を遅らせる，あるいは他部門から人員の応援を呼ぶことを検討する．

3）使用する生体情報モニター機器の準備

鎮静を施行する以上は心電図，血圧，酸素飽和度の生体情報モニターは最低限準備する．非気管挿管下の呼気終末 CO_2 の計測は今後必須となっていくであろう．

4．鎮静中の監視と記録

鎮静を行う患児専用の記録用紙を用意する．患児の名前，性別，体重，また体温を含む直前のバイタルや最終飲食時間といった基本的な情報を記入しておく．鎮静薬を投与する前から経時的にバイタルサイン（心拍数，呼吸

● 表 3 ● 鎮静後の帰宅の条件（文献 8 より一部改変）

1. 気道は開通しており，循環動態も安定していること（バイタルサインに問題がないこと）
2. 容易に覚醒すること．また意識レベルが鎮静実施前のレベルに限りなく近づいていること
3. （発達レベルに応じて）自力歩行が可能になること（ただし必要に応じて介助を行う）
4. （発達レベルに応じて）介助なしで座位を保持することができること
5. （発達レベルに応じて）意味のある発語を認めること
6. 飲水を問題なく行うことができること
7. 自宅で観察を続けることのできる保護者が確保できること

数，血圧，酸素飽和度）を記録する．処置中は鎮静の度合いや呼吸パターンなどもあわせ，状態が落ち着いていても 5 分おきに記録しておくほうが望ましい．この記録用紙には薬剤の投与時間や投与量，酸素投与量，また嘔吐や副反応などの特別なイベントも記載する．

5．鎮静後の監視と帰宅の基準

鎮静終了後も帰宅の基準を満たすまでは監視を続ける．帰宅前には気道が開通しており循環動態に問題がないこと，飲水ができ，発達のレベルに応じて座位の保持や自力歩行ができることなどを確認する．表 3 に鎮静後の帰宅の条件をあげる．

6．帰宅時の説明

帰宅時には，責任をもって患児を観察することができる保護者に観察の注意点を伝え，問題があればすぐに救急室に連絡をするよう連絡先も伝えておく．図 2 に Society for Pediatric Sedation が公表している帰宅時の説明文の例を紹介しておく．

8. 救急室での小児の鎮静・鎮痛

鎮静を受けられたお子様のご家族に
帰宅後の注意点

本日あなたのお子様は救急室にて処置を受けた際，眠くなる薬の投与を受けられました．現在目を覚まし，帰宅できると判断されましたが，薬の影響が数時間以上残ることがあります．今後以下のことにご注意ください．

活動：数時間はふらつくことがあり，しっかりと体を支えることができない可能性があります．
＊完全に目が覚めるまでひとりだけの移動を避けてください．
＊24時間は自転車やスケートボードなど手足を協調させて行う必要のある運動をさせないでください．
食事：気分が悪くなり吐くことがあるかもしれません．
＊帰宅後はまず完全に覚醒し，水がしっかりと飲めることを確認してから，徐々に食事を開始してください．
薬：
＊眠くなる可能性のある薬剤は避けてください．
睡眠：
＊睡眠中も頻回の嘔吐がないか，呼吸の異常がないか注意深く観察してください．
＊チャイルドシートにのせる場合は，特に息が止まっていないかご注意ください．できれば大人がチャイルドシートの隣に座り，観察を続けてください．
＊帰宅後そのまま眠ってしまわれるようであれば，横にして眠らせてください．
＊処置を受けた当日にお子様が眠り過ぎたりすると，元の睡眠パターンに戻るまで数日かかることがあります．

以下のようなときにはすぐに救急室を受診してください．
＊何度も吐く
＊呼吸の仕方が苦しそう
＊皮膚の色が蒼白や灰色
＊起こしても全く反応がなく目を覚まさない

もし質問や心配なことがあれば＿＿＿＿＿病院救急室 xx-xxxx までお電話ください．

以上説明を受けました．

患者氏名　＿＿＿＿＿＿＿＿＿＿＿＿＿＿　日付　＿＿＿＿＿＿＿

保護者氏名　＿＿＿＿＿＿＿＿＿＿＿＿＿＿　本人との関係　＿＿＿＿＿

説明者　＿＿＿＿＿＿＿＿＿＿＿＿＿＿

●図2●帰宅後の注意点について（文献10より一部改変）

E 記録

　鎮静中は前述のようにバイタルサインなどの記録をつけておく．これに加えて鎮静前の確認事項（名前，年齢，性別，体重，ASA分類，アレルギー歴，最終飲食の時間，直前のバイタル，同意書の有無，物品類の準備の有無など），また処置終了後の経過と帰宅時の確認事項（覚醒時間，飲水や歩行を開始した時間など）も併記しておくと，完成度の高い記録となる．記録は振り返りが必要なときに非常に有用である．なおこの記録は重要な医療情報なので，カルテと同様に保存することが望ましい．

F 鎮静を避ける方法

1. 痛みを感じさせない局所麻酔法[11]

　極力細い針（30G）を使用し注射の速度を遅くするといった投与時の工夫だけでなく，麻酔液を体温と同じ温度にする，また1％キシロカインを8.4％の重炭酸ナトリウムで中和させる（1％キシロカイン：8.4％重炭酸ナトリウム＝9～10：1）などの工夫をすることで，局所麻酔薬を注射する際の痛みを軽減させることができる．痛みを感じない方法で局所麻酔薬を注射できれば，患児を興奮させることなく処置を実施できる可能性がある．

2. 患児の気をそらす

　幼児期以降であれば，処置中に動画や絵本を見せる（図3），また処置に影響しないようであれば，保護者に処置中患児のそばにいてもらい，患児に話しかけてもらうことで患児の気をそらすことができ，鎮静をすることなく処置を完遂できることがある．

3. 鎮痛薬の全身投与

　アセトアミノフェンやNSAIDsの内服，またモルヒネやフェンタニルの静注を適切に使用することで鎮静薬の使用を避けることができる可能性がある．疼痛が問題の中心であれば，これらの使用も検討する．なおモルヒネやフェンタニルは麻薬としての鎮静や呼吸抑制作用があること，ヒスタミン遊

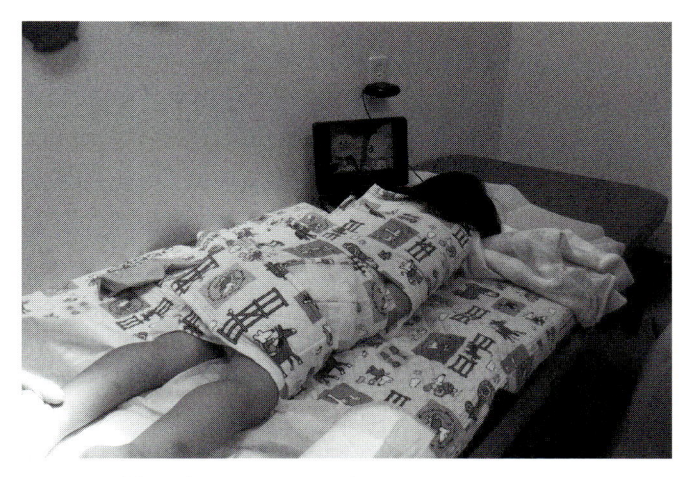

●図 3● 患児の気をそらせる工夫
(DVD を見せながら足の縫合処置をしている．不測の動きに備えて四肢体幹の軽い抑制は継続している)

離による搔痒(モルヒネ)や胸壁硬直(フェンタニル)といった副作用には留意する．

4．経鼻投与薬の使用

まだ本邦では保険適応がとれていないが，諸外国の小児救急室では処置の際に不安軽減を目的にミダゾラム，鎮痛を目的にフェンタニルを経鼻投与している．今後国内でも使用が広まることを期待したい．

おわりに

痛みに対して適切な治療を受けることは，人間としての基本的権利である[12]．私たちは，救急室を受診した子どもたちの不安な気持ちにも配慮し，未来ある子どもたちの痛みを過小評価することなく，適切な介入ができるように備えていたいものである．

■文献

1) Green SM, Roback MG, Miner JR, et al. Fasting and emergency

department procedural sedation and analgesia: A consensus-based clinical practice advisory. Ann Emerg Med. 2007; 49: 454-61.
2) Walco GA, Cassidy RC, Schechter NL. Pain, hurt, and harm: the ethics of pain control in infants and children. N Engl J Med. 1994; 331: 541-4.
3) Content Task Force Core II. The model of the clinical practice of emergency department. Ann Emerg Med. 2001; 37: 745-70.
4) Kennedy RM. Sedation in the Emergency Department: A complex and multifactorial challenge. In: Mason KP. Editor. Pediatric Sedation Outside of the Operation Room. New York: Springer; 2011. p. 263-331.
5) American Society of Anesthesiologists. Practice Guidelines for sedation and analgesia by non-anesthesiologists: an updated report by the American Society of Anesthesiologists. Anesthesiology. 2002; 96: 1004-17.
6) Mace SE, Brown LA, Godwin SA, et al. Clinical Policy: Critical issues in the sedation of pediatric patients in the emergency department. Ann Emerg Med. 2008; 51: 378-99.
7) Kraus B, Green SM. Procedural sedation and analgesia in children. Lancet. 2006; 367: 766-80.
8) American Academy of Pediatrics, American Academy of Pediatric Dentistry. Guidelines for monitoring and management of pediatric patients during and after sedation for diagnostic and therapeutic procedures: an update. Pediatrics. 2006; 118: 2587-602.
9) National Institute for Health and Clinical Excellence. Sedation in children and young people. NICE clinical guideline 112. 2010.
10) Society for Pediatric Sedation. Sample discharge instruction. www.pedsedation.org/documents/discharge_instructions.pdf
11) Quaba O, Huntley JS, Bahia H, et al. A users guide for reducing the pain of local anesthetic administration. Emerg Med J. 2005; 22: 188-9.
12) Brenna F, Carr DB, Cousins M. Pain management: a fundamental human right. Anesth Analg. 2007; 105: 205-21.

〈井上信明〉

II 各論

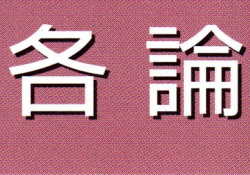

1 鎮静の分類

◆ポイント◆

- 鎮静レベルは大きく4つに分類されている.
- 鎮静レベルが深くなるほど呼吸や循環の抑制が強くなり，合併症のリスクが高くなる.
- 鎮静レベルは連続的なものであり，過度の鎮静による合併症を防ぐために鎮静中もその評価を繰り返し定期的に行うことが重要である.

　実際に鎮静を行う際には，検査の内容や患者状態などから，どの程度の鎮静を行うのか事前に計画することから始まる．鎮静のレベルについては米国小児学会や麻酔科学会によって定義された鎮静の分類[1,2]（以下「A　鎮静の分類」の項）が広く用いられており，今日では様々な学会から出されている鎮静ガイドラインもこの分類を基に作成されている.

A 鎮静の分類

1. 鎮静は刺激に対する反応性から4つに分類されている

1) minimal sedation（軽度の鎮静）

　鎮静薬により不安が軽減されているが，刺激や呼びかけに対して適切な反応を示すことができる状態．認知機能や協調運動は軽度障害される可能性はあるが，気道の開通性や呼吸機能は十分に保たれ，心血管機能も影響を受けることはない.

2) moderate sedation, analgesia（中等度鎮静）

　鎮静薬により意識レベルの低下は認められるが，呼びかけや接触刺激に対して合目的に反応できる状態．なお，ここでの"合目的な反応"とは痛み刺激に対する反射的な反応は含まれない．気道の開通性に関して介入の必要はなく自発呼吸も適切に保たれる．心血管機能も通常は維持される.

3）deep sedation（深鎮静）

鎮静薬による意識レベルの低下を認め，容易には覚醒しない状態．繰り返す刺激や痛み刺激にのみ合目的な反応が認められる．自発呼吸のみでは換気が不十分である可能性がある．気道の開通性に対して介入が必要となることがある．また気道反射が失われる可能性もあるが，心血管機能は通常維持される．

4）general anesthesia（全身麻酔）

麻酔薬・鎮静薬により意識が抑制され，痛み刺激を加えても反応がみられない状態．自発呼吸は不十分であることが多く，気道の開通性には介入が必要となる．自発呼吸の低下や麻酔薬による神経筋機能の低下により陽圧換気が必要になることもある．気道反射が失われることが多く，心血管機能も障害されることがある．

鎮静レベルは以上の4段階に分けられているが，それぞれの鎮静レベルにおける呼吸機能や循環動態への影響についても言及されているため，検査の侵襲度や鎮静の目的に応じて4段階のうちどのレベルの鎮静を行うか事前に計画を立てることで，呼吸機能や循環動態に与える影響を事前に予測しておくことができる（表1）．

2．鎮静が深くなるほど合併症のリスクは上がる

鎮静のレベルは連続したものであり，鎮静薬に対する反応は常に予測どおりになるとは限らないことに十分注意して鎮静を行わなければならない．鎮静のレベルが深くなるほど合併症のリスクは増加する[3]（図1）．乳幼児や発達障害児などでは鎮静レベルの評価が難しいことがあるが，鎮静のレベルを適切に判断し，予定よりも深い鎮静レベルになった場合にはすぐに適切な介入を行う必要がある．軽度の鎮静を計画した場合においても，呼吸抑制や循環抑制が起こる可能性を常に念頭におき，モニターや薬剤を準備し，気道確保や小児の蘇生を施行できる医師やスタッフが鎮静を担当する必要がある．

Ⅱ 各論

● 表1 ● 鎮静レベルとその影響

	minimal sedation	moderate sedation	deep sedation	全身麻酔
刺激に対する反応性	呼びかけに応答がある	呼びかけや触れると合目的反応がある	繰り返す刺激や痛み刺激で合目的反応がある	痛み刺激にも反応しない
気道の開通	影響なし	介入を要しない	介入が必要となることがある	介入が必要である
自発呼吸	影響なし	十分にある	不十分のときがある	不十分である
循環機能	なし	通常保たれる	通常保たれる	保てないことがある
主な検査の例	CT, MRI 経胸壁エコー 脳波 シンチ	CT, MRI 経胸壁エコー 脳波 シンチ カテーテル検査	MRI シンチ カテーテル検査 消化管内視鏡 マルク ルンバール	MRI カテーテル検査 消化管内視鏡 マルク ルンバール

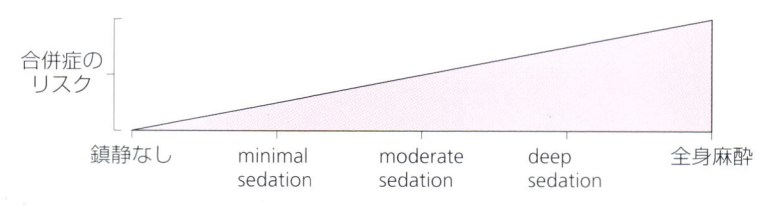

● 図1 ● 鎮静レベルは連続したものであり,鎮静が深くなるほど合併症のリスクは増加する[3]

B 検査中における鎮静レベルの評価

検査前にひととおり評価を行った後も,検査が始まってから鎮静のレベルを再評価し調節する必要がある.通常鎮静が浅すぎる場合には,体動がみら

れたり子どもが起きてしまったりと容易に「鎮静が浅すぎる」と評価することができる．しかし鎮静が深すぎる場合では，体動もなく検査自体には障害がないため，過小評価によって重篤な合併症を引き起こす可能性がある．そのため検査中も適切な鎮静の評価を繰り返し行うことが重要である．

1. 検査中の小児用鎮静スケール

ICU などでは鎮静レベルを評価する手段として様々なスケールが報告されている．理想的な検査中の鎮静スケールの条件としては，
- すべての年齢に対して使用することができる
- 覚えやすく簡便であること
- 検査を妨げることなく短時間で繰り返し評価が可能であること
- 評価者によるばらつきがないこと

などが条件としてあげられるが，鎮痛，不安の軽減，不動化などそれぞれの検査によって鎮静の目的が異なるなど，現在のところコンセンサスが得られている検査中の小児用鎮静スケールは存在していないのが現状である．鎮静薬の比較検討では Ramsay スケール[4]がよく用いられており，改変されたもの[5]は前述の鎮静レベルと対応しており有用なスケールの1つであると考えられる（表2）．どのスケールを用いるにしても検査中の鎮静レベルを繰り返し評価することが重要である．

2. 検査における鎮静レベルの評価

実際の鎮静では，様々なモニターから得られるバイタルサインをもとに呼吸状態や循環動態を評価して過度の鎮静による合併症が起こらないよう鎮静管理を行う必要がある．いずれにせよ検査中や検査後もバイタルサインやスケールなどから，現在の鎮静レベルを繰り返し評価することが安全に検査の鎮静を行ううえで重要である．

● 表2 ● Modified Ramsay Sedation Scale[5]

Score	特徴
1	覚醒している．認識障害はあってもわずか．
2[a]	覚醒していて大人しい．会話レベルで合目的な反応ができる．
3[a]	眠たそうだが会話レベルで合目的反応ができる．
4[b]	眠たそう．会話レベルより大きな声で，あるいは軽く眉間を触ると反応できる．
5[b]	眠っている．大きな声や強く眉間を叩くとゆっくり合目的な反応をする．
6[c]	眠っている．痛み刺激でようやくゆっくり反応する．
7[d]	眠っている．痛み刺激でようやく手足を引っ込める．（合目的な反応ではない）
8[d]	外部からの刺激には痛みも含めて反応しない

a：minimal sedation　　c：deep sedation
b：moderate sedation　d：全身麻酔

■文献

1) Committee on Drugs, American Academy of Pediatrics. Guidelines for monitoring and management of pediatric patients during and after sedation for diagnostic and therapeutic procedures: addendum. Pediatrics. 2002; 110 (4): 836-8.
2) National Institute for Health and Clinical Excellence. Sedation for diagnostic and therapeutic procedures in children and young people (Clinical guideline 112) 2010 (http://guidance.nice.org.uk/cg112).
3) Agrawal D, Manzi SF, Gupta R, et al. Preprocedural fasting state and adverse events in children undergoing procedural sedation and analgesia in a pediatric emergency department. Ann Emerg Med. 2003; 42 (5): 636-46.
4) Ramsay MA, Savage TM, Simpson BR, et al. Controlled sedation with alphaxalone-alphadolone. BMJ. 1974; 2: 656-9.

5) Kaplan RF, Cravero JP, Yaster M, et al. Sedation for diagnostic and therapeutic procedures outside the operating room, Chap. 48. In: Coté CJ, et al. A practice of anesthesia for infants and children. Philadelphia: Saunders Elsevier; 2009. p. 1023-48.

〈釜田峰都〉

A　2. 個々の鎮静
MRI

◆ポイント◆

- MRI 特有の危険性を理解する.
- 鎮静前に基礎疾患, 気道の評価を十分に行う.
- MRI 室の設備や, バックアップ体制を事前に確認しておく.
- MRI ではモニターにも制限がある. 検査時は必ず付き添い観察することで合併症を予防する.

　MRI は長時間, 騒音のもと閉所で行われるため患児には耐えがたい環境下での検査となる. そのため通常 6 歳未満では何らかの持続的な鎮静が必要となる. MRI 室という特殊な環境下で体動させずに一定の鎮静レベルを長時間保たなくてはならないため, 鎮静を行うものにとって最もストレスを感じる検査の 1 つである.

A　MRI 検査特有の注意点およびリスクを理解する

　MRI 検査特有の注意点およびリスクを（表 1）に示した. 特に注意する点を以下に述べる.

1. MRI 室によるもの

　MRI 室内で使用できる物品には制限が多く, どのような設備があるか事前に確認しておくことが重要である. 室内に酸素や吸引の配管, MRI 対応のモニター, 心肺蘇生用の機器や薬品があれば理想であるが, MRI 室内にない場合, 前室に通常の機器を準備しておく.

　蘇生など緊急時には MRI 室の外で処置を行うが, 通常病棟や外来から離れた場所にあるため, 緊急時のバックアップ体制を確認しておく.

表1 ● MRI 検査の注意点

【MRI 室によるもの】
- 強力な磁場が生じるゾーンⅢやⅣでは磁性体の持ち込みは重大な事故につながる
- 普段使用している器具が使えない（モニター，輸液・シリンジポンプなど）
- 蘇生などの緊急時には患児を MRI 室の外に運び出さなくてはならない
- 病棟や外来から離れている場合が多く，応援がくるのに時間がかかる
- 病棟や外来など鎮静を行った場所から患児を移動させなくてはならない
- 室内は比較的暗く患者を観察しにくい

【患者によるもの】
- 神経疾患や，先天性心疾患など呼吸・循環が不安定な患者も多い
- 頭部 MRI では頭部が屈曲位になりやすく気道閉塞が起こりやすい

【MRI 検査自体によるもの】
- 検査時間が長い
- 乳幼児はガントリー内に体全体が入ってしまい気道へのアクセスが難しい
- 気道デバイス使用時には MRI 対応の呼吸器，麻酔器またはジャクソンリースの延長など工夫が必要
- 検査中は不動化が必要であり比較的深い鎮静が必要
- 息止めが必要な場合がある
- 検査予定がつまっており，時間通りの鎮静が必要

【その他】
- モニターリードは強力磁性体でなくても位置により熱傷を発生させることがある
- 高価な MRI 専用モニターが必要であり，モニターの有無に施設間差がある
- 100 デシベル付近の騒音がある
- 低体温になる可能性がある

2. 患者によるもの

頭部 MRI では，けいれんや無呼吸発作など呼吸状態が不安定である患児が多い，また心臓 MRI では循環動態が不安定な患児が対象となることもあり特に注意が必要である．

3. MRI 検査自体によるもの

　ガントリー内でのマスク換気や気道確保は通常困難である．ガントリーに入る直前にもう一度しっかりと評価を行い，必要であれば酸素投与や肩枕，あるいは気道デバイスなどを使用する．MRI 室は機器のために通常温度を下げているため患児の保温にも配慮する．

4. その他

　MRI 検査中は 100 デシベル近くの騒音が発生するため，耳栓やヘッドホンを使用し，患児の耳の保護に努める．また心電図や他のモニターリードは強力磁性体でなくても位置により熱傷を発生させることがあるので注意する．

B MRI 検査時のリスクを減らすために

1. 鎮静前

　鎮静前に患者評価を行い気道，呼吸，循環などに問題がある患児を同定する．困難気道が予測される場合や，睡眠時無呼吸などを認める場合には気道ディバイスの使用を考慮する必要がある．

　検査前の絶飲食は鎮静・鎮痛絶飲食基準を遵守する．軽度の鎮静を行う場合でも，反復投与などで予期せぬ鎮静レベルになることがあるため，絶飲食は必ず遵守すべきである．

　ルート確保は経口または経腸鎮静薬の有効性が高い 1 歳前後の乳幼児では必ずしも必要ではないが，それ以降では追加の鎮静薬や緊急時の薬剤投与のためルート確保を行ったほうがよいと思われる．

2. 鎮静方法

　鎮静薬の使用法は施設により様々であり，2 剤以上を使用する場合もありうるが，普段使い慣れている薬剤を使用することが安全であると思われる．以下に MRI 検査時の使用例などについて述べる．

1) 鎮静薬

【経口・経腸鎮静薬】
- トリクロホスナトリウム：初回投与量を 0.7（〜1.0）mL/kg とし，20

～ 30 分経っても鎮静不十分であれば 0.3（～ 0.6）mL/kg を追加投与する．それでも不十分であればヒドロキシジン 0.5 ～ 1.0mg/kg の静注を 3 回まで（1.0mg/kg の筋注を 1 回）投与．それでも眠らない場合には検査を中止する[1]．（カッコ内：当院での投与例）
- 抱水クロラール：初回投与量を 50mg/kg とし，鎮静不十分の場合は同量を追加する．2 回以内の投与で撮影ができたものを成功とすると，神経基礎疾患がある場合では 24 カ月未満，ない場合では 18 カ月未満で 95％以上の成功率が得られるが，それ以降では成功率が低下し，合併症の頻度が増加する[2]．

これらの薬剤単独での鎮静が期待できるのは 2 歳くらいまでと考えられる．

【静注鎮静薬】

ガントリーに入った状態で追加投与することも多く，目視を含め呼吸状態のモニターは必須である．持続投与する場合は，なるべく患児に近い場所で接続し，基礎輸液の速度を一定に保ち鎮静薬の流量が急に変化しないように注意する．

- プロポフォール：持続投与を行うため調節性が高く検査成功率がほぼ 100％であることから当院では特に麻酔科医が MRI の鎮静を行う際に使用している．

投与方法を表 2 に示す．

表 2　プロポフォールによる鎮静方法

	プロポフォール投与量
入眠量	1 ～ 2mg/kg を初回投与 （入眠しない場合，呼吸状態をみながら 1mg/kg ずつ追加投与）
維持量	プロポフォール 6 ～ 12mg/kg/h
	鎮静不十分な場合 1mg/kg を追加投与し持続量を調節する
	入眠時にチオペンタールを使用する場合 チオペンタール 3mg/kg を初回投与 （入眠しない場合，呼吸状態をみながら 1mg/kg ずつ追加投与）

プロポフォールは血管痛があるため，入眠はチオペンタールで行うこともある．入眠後肩枕を入れ，酸素投与も開始する．呼吸が停止した場合にはバッグ・マスク換気で補助呼吸を行い自発呼吸が出現するのを待つ．上気道閉塞症状が強い場合には挿管や声門上デバイスの使用を考慮する．その後持続投与を開始する．通常この持続投与量であれば自発呼吸で管理可能であるが，緊急時に備えマスク換気や気道確保の準備をしておく．持続投与は延長チューブをつなぎ合わせ，通常のシリンジポンプを MRI 機器から 5m ほど離して MRI 室の入口付近におき使用する．MRI 室によってはガントリーから入口までの距離が近い場合もあり注意が必要である．

持続投与は観察場所に移動した後に中止し，覚醒が得られるまでモニターを続ける．通常 10 〜 20 分ほどで覚醒する．

- ミダゾラム：平均 0.09mg/kg のミダゾラムの投与では，19％で鎮静不十分であり，9％は追加投与や他の鎮静薬の追加投与でも結局検査できず，抱水クロラールより有意に失敗率が高いと報告[3]されている．
- ペントバルビタール・チオペンタール：2mg/kg ずつを最大 5mg/kg まで投与を行い，鎮静不十分な際にはミダゾラムを 0.05mg/kg（最大 0.1mg/kg）投与したところ，追加投与の頻度は抱水クロラールよりは有意に少ないが，普段の活動性までに回復する時間が抱水クロラールよりも長かったと報告[4]されている．
- デクスメデトミジン：呼吸抑制が少なく単剤で MRI 検査を行うことも可能であるとの報告[5]もあるが，必要な持続投与量が 1 〜 2μg/kg/h と多く，20％でボーラス投与が必要となるため，他の鎮静薬との併用を考慮すべきである．

2) 気道確保

特に頭部 MRI 検査では頭部が屈曲位をとることが多く気道閉塞を起こしやすい．ガントリー内に入る前にできる限り肩枕を使用するなど，体位を調節し酸素投与も行っておく．

気管挿管，人工呼吸管理下の MRI 検査は医療資源の消費，医療機器が原因となる合併症の可能性，無気肺発生頻度の上昇[6]などから好ましいものではないが，補助呼吸が必要な場合は，挿管や声門上デバイスの使用を考慮す

る．その場合 MRI 対応の呼吸器や麻酔器が必要となるが，なければ必要に応じてジャクソンリースを延長するなどして用手的に換気を行う．

3) モニター

最低限 MRI 対応のパルスオキシメーター（図1）は必須である．呼吸状態の観察は，患児の近くで目視を行うか，MRI 操作室から TV モニターを介して行うこともできるが，暗い室内でガントリー内に入ってしまうとこれらによる観察は不十分となりやすいため呼気二酸化炭素などを測定できる MRI 対応のモニターを使用することが好ましい（図2）．非対応のモニターでもケーブルを延長するなどで代用は可能である．

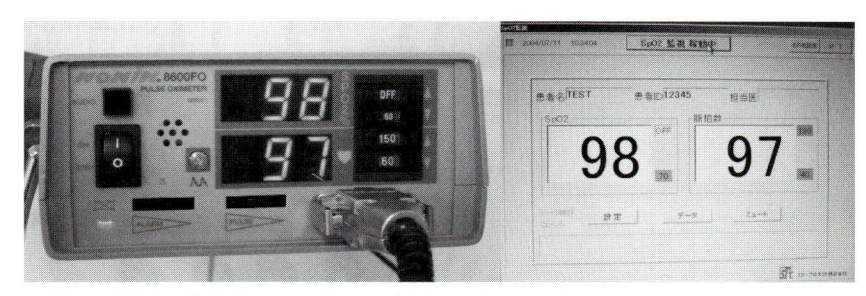

●図1● 当院で使用されている MRI 対応のパルスオキシメーター
モニター本体（左）と操作室内のモニター画面（右）（パルスオキシメーター 8600FO, NONIN 社）

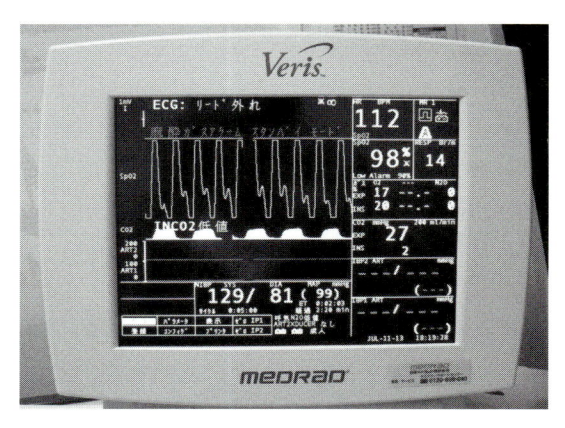

●図2● 当院で使用されている MRI 対応モニター
（Veris MR 室用患者モニター，日本メドラッド）

3. 検査後の評価

　検査時間は比較的長く，作用時間が長い鎮静薬を使用することも多い．検査終了後も覚醒までは検査中と同様に監視を続ける必要がある．観察終了時には鎮静前と同じ意識レベル，気道・呼吸・循環の状態を確認しなければならない．

■文献

1) 長村敏生．検査のときの催眠薬，鎮静薬の使い方にコツがあれば教えてください．小児内科．2008; 40: 441-3.
2) Lee YJ, Kim DK, Kwak YH, et al. Analysis of the appropriate age and weight for pediatric patient sedation for magnetic resonance imaging. Am J Emerg Med. 2012; 30: 1189-95.
3) Malviya S, Voepel-Lewis T, Eldevik OP, et al. Sedation and general anesthesia in children undergoing MRI and CT: adverse events and outcomes. Br J Anaesth. 2000; 84: 743-8.
4) Malviya S, Voepel-Lewis T, Tait AR, et al. Pentobarbital vs chloral hydrate for sedation of children undergoing MRI: efficacy and recovery characteristics. Pediatr Anes. 2004; 14: 589-95.
5) Madon KP, Zurakowsski D, Zgleszewki SE, et al. High dose dexmedetomidine as the sole sedative for pediatric MRI. Pediatr Anesth 2008; 18: 403-11.
6) Lutterbey G, Wattjes MP, Doerr D, et al. Atelectasis in children undergoing either propofol infusion or positive pressure ventilation anesthesia for magnetic resonance imaging. Pediatr Anesth. 2007; 17: 888-92.

〈釜田峰都〉

B 2. 個々の鎮静
経胸壁心エコー検査時の鎮静

◆ポイント◆
- 睡眠導入のための環境作り
- ニップルやおもちゃ，アニメ動画などの利用
- 鎮静する場合はモニター，蘇生環境が必須

はじめに

　成人領域では，経胸壁心エコー検査は患者にとって簡便で侵襲のない検査であるが，乳幼児にとっては，鎮静を必要とする点において侵襲のある検査だということを，心エコーを施行する医師，検査技師をはじめ検査前後の患者管理をする看護師ら医療スタッフは自覚するべきである．また，患者は，体動が激しくなければ覚醒していても検査には差し支えなく必ず寝ていな

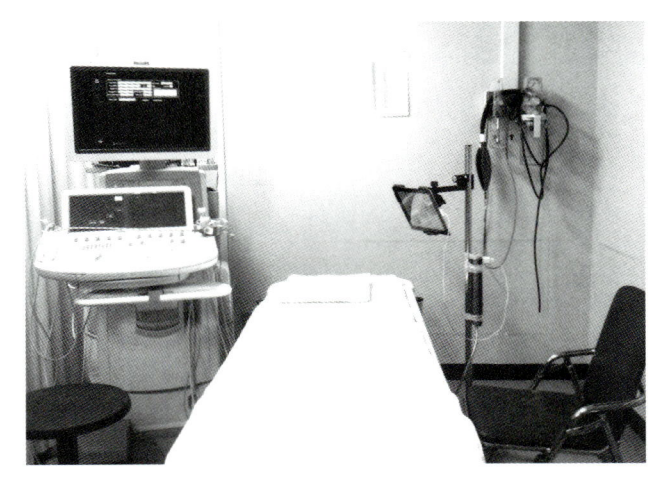

●図1● 心エコー検査室
ベッドサイドに動画視聴用のタブレット端末，酸素，吸引の中央配管が設置されている．

II 各論

とだめだということではない．つまり，鎮静薬の量や使い方も大切ではあるが，鎮静薬投与前もしくは検査中の患児周囲の環境が大きく影響するため，工夫次第で，過度の鎮静薬投与を防ぐことが可能となる．ただし，心エコー検査は，エコープローベを身体にあてて画像を得るものであり，場合によっては腹部を強く圧迫することもあり，浅い睡眠では覚醒してしまうため，患者本人に触れずに行える検査に比べ，よりしっかりとした鎮静が必要となる．

A 対象

新生児，乳児から3歳ぐらいまでの幼児が鎮静を必要とする年齢である．21トリソミーや発達遅滞がある児の場合は，さらに年長でも鎮静が必要な場合が多いが，年長で体格が大きくなると必要とする鎮静薬の絶対量も増えるため慎重を要する．そのようなケースは麻酔科にコンサルトするほうが望ましい．

B 鎮静薬投与前の工夫

乳児の場合は，哺乳毎に午睡をとる児も多いため，検査時間帯は午前でも午後でも差し支えないことが多いが，幼児になり昼夜のリズムが確立した年齢になると，午前中に鎮静をして心エコーをするのは難しくなる．幼児の場合は，午前中検査であれば朝早く起こす．可能であれば，午後検査することが好ましい．外来通院では，病院に来るまでの間，車中などで寝てしまう子も多いので，検査まで寝ないようにはからってもらう．また，検査時に前あきではない服を着ている場合，服を脱がす行為により覚醒してしまうことがあるので，前あきの服を着用してもらうか，鎮静前に前あきの病衣に着替えてから鎮静薬投与を行う．乳児期早期は3〜4時間おきに哺乳し空腹だと鎮静薬は効かないので，空腹にならないようにミルクの準備をしてもらう．親の協力によるところが大きいので，親へ検査上の注意をあらかじめ伝えておくことが必要である．

新生児の場合はニップルを使用し吸啜させることで，幼児の場合は親にそばにいてもらう．もしくはベッドサイドにタブレット端末やDVDプレイ

2. 個々の鎮静　B. 経胸壁心エコー検査時の鎮静

ヤーなどを設置し，子ども向けのアニメーション動画などを見せることにより安静を保てることがある．幼児の場合は個人差があるため，本人の不安の程度を推しはかり鎮静薬投与なしで検査施行できそうなら，まずはトライをしてもらってもよい．

ただし，ぐずったり体動が多い状態での心エコー検査は，不十分で評価困難なことも多く，検査の目的を達せないことになりがちであることも知っておく必要がある．

C 鎮静薬使用

以上が不可能な場合に鎮静薬を使用する．投与前には，かならず問診診察を行い，全身状態の把握，特に呼吸器症状の有無を確認し，鎮静にて呼吸抑制の懸念がある場合には，検査を中止することも考慮する．

外来受診の検査では，原則として静脈内投与の鎮静薬は使用しない．トリクロホスナトリウム（トリクロリール®シロップ10％）を投与することが多い．添付文書では「患者の年齢及び状態，目的等を考慮して，20〜80mg/kg（シロップとして0.2〜0.8mL/kg）を標準とし，総量2g（シロップとして20mL）を超えないようにする．」とあるが，前述したとおり心エコー検査は，児の身体にプローベを押し当て場合によっては，腹部を強く押す場合もあるため，通常の鎮静薬量では大概覚醒してしまう．当院では，心エコー検査は医師が施行しており，トリクロホスナトリウムは0.8〜1.0mg/kg（シロップとして0.8〜1mL/kg）を投与している．ただし，低体重児や新生児，基礎疾患などにより抗けいれん薬などを常用している児には，適宜減量する．内服ができない，シロップを吐いてしまう児には，抱水クロラール（エスクレ®坐剤）を使用，50mg/kgを目安に投与している．投与後，30分から1時間経っても，児が覚醒している場合は，トリクロホスナトリウムを0.4〜0.5mg/kgを追加投与する場合があるが，全身状態に問題のない体格の大きい児に限定すべきであり全例に行えるものではない．

新生児期，乳児期早期は空腹で覚醒してしまうこともあるため内服薬のみの鎮静の場合，満腹にならない程度の哺乳は妨げない．

鎮静薬投与での一番注意すべき点は，呼吸抑制である．鎮静薬投与後は，

酸素や吸引，蘇生用具のある場所で医療者が観察すること，SpO_2 などのモニター装着が必要である．ファロー四徴などでは，鎮静薬投与で絶食時間が長くなることがチアノーゼ発作の誘引となる可能性もあるのできわめて注意が必要である．

　検査終了後も覚醒するまでは，院内で観察を続ける．覚醒後，経口摂取が可能なことを確認してから帰宅を許可する．長時間覚醒しない場合は，ルート確保し輸液を行うことも考慮する．

　入院児の場合は，状況に応じ，チオペンタールナトリウム（ラボナール®）を静脈内投与して鎮静をはかることがあるが，この場合はフルストマックでは行わないように絶食時間を遵守する．SpO_2，ECG，呼吸をモニターし，蘇生が行える環境下で医師が 2〜3mg/kg を静脈内投与する．全身状態を観察するために心エコー施行医師以外の医療者がベッドサイドにいることが必要である．

　検査時間が長時間に及ぶ場合，全身状態が悪い場合，呼吸障害がある場合はためらうことなく麻酔科医にコンサルトし，鎮静を依頼すべきである．

おわりに

　繰り返しになるが，鎮静薬を投与する時点で経胸壁心エコーも侵襲のある検査であることを認識すべきである．鎮静薬投与下の経胸壁心エコー検査はモニターが必須であり，蘇生が可能な環境下で行わなければならない．

■文献

1) 堀本　洋．子どもの検査時鎮静と鎮痛―麻酔科ならこうする―．日本小児科学会雑誌．2012; 116: 1653-65.
2) 吉川純一，他．臨床心エコー図学．第3版．東京: 文光堂; 2008. p.667.

〈満下紀恵〉

C 2. 個々の鎮静
心臓カテーテル

◆ポイント◆

- 心臓カテーテルの際に鎮静を行う場合には，患児の血行動態，心臓カテーテル手技，特有の合併症，鎮静管理すべてに精通している必要がある．
- 心臓カテーテルを行う前に鎮静下，あるいは全身麻酔下どちらを選択するのか十分に考慮する．
- カテーテル室は手術室から離れている場合が多く，緊急時の応援体制，物品や薬剤について事前に確認しておかなければならない．

先天性心疾患の治療成績の向上に伴い，診断・治療を目的とした心臓カテーテルの必要性や件数は明らかに増加している．複雑心奇形も多く，対象は若年齢化し，重症化している．したがって心臓カテーテルの際に鎮静を行う場合には，心臓カテーテル手技やその合併症はもちろんのこと，先天性心疾患の病態生理・鎮静管理・蘇生技術すべてに精通している必要がある．

A 心臓カテーテルで行われる検査・治療や合併症

心臓カテーテルで行われる手技は検査から根治治療に至るまで様々であり（表1），合併症も特有で，重症なものが多いのが特徴である（表2）．加えて鎮静による合併症や，放射線曝露，心疾患をもつ患児の全身状態など考慮しなければならない問題が多い．またカテーテル室は手術室から離れている場合が多く緊急時の麻酔科や心臓血管外科の応援体制についても事前に確認しておかなければならない．

B 全身麻酔の必要性

心臓カテーテルにおける鎮静で求められるものは，血行動態を安定させつ

II 各論

● 表1 ● 心臓カテーテルで行われるもの

- 血行動態評価（造影検査，圧測定）
- 弁形成術（心臓の狭窄弁に対するバルーン拡張，弁置換術）
- 血管形成術（大動脈や肺動脈，または装着した導管の狭窄に対するバルーン拡張）
- 血管内ステント留置術
- シャント閉鎖術（側副血行路やPDAなどのコイル塞栓，ASDやPDAに対するAmplatzerによる閉鎖術）
- シャント作成（カテーテル心房中隔裂開術）
- 心筋生検（心移植後や心筋炎，心筋症の評価）
- 電気生理学的検査とアブレーション
- ペースメーカ，植え込み型除細動器挿入術

● 表2 ● 心臓カテーテルによる合併症

- 機械的な刺激による不整脈（多くは一時的だが除細動器やペースメーカの準備は必須）
- カテーテルによる血管閉塞（特に小さい子どもや，血管狭窄例．低酸素症や血圧低下）
- 刺入部などの血管損傷による出血（場合によっては輸血を準備しておく）
- 血栓・空気塞栓
- 弁損傷
- 心血管の破裂や穿孔
- 心嚢液貯留
- 心タンポナーデ
  など

つ患児のストレスを軽減し，正確な血行動態評価ができるようにすることである．正確な血行動態を評価するために，検査中は普段生活している酸素濃度で自発呼吸下に評価することが好ましい．自発呼吸下であれば陽圧換気下と比べ静脈還流を妨げることなく血行動態への影響も少なくなるためである．しかし鎮静下では気道閉塞のリスクも伴い，低換気や高二酸化炭素血症の影響による肺体血流比の変化などから，正確な評価が行えなくなる可能性がある．また，予備力が少ない心疾患を抱える患児では呼吸抑制や循環抑制

など鎮静自体がハイリスクとなる.

　米国の小児病院での調査では約7割が全身麻酔管理であったが，28〜99%と施設間でもばらつきがみられた[1]．わが国で実際にどれほどの割合で鎮静下による心臓カテーテルが行われているかは定かではないが，全身麻酔下に行われている割合はこの報告よりはるかに少ないと推測される．複雑な血行動態をもつ症例やインターベンションを行う症例の増加に伴い，全身麻酔の必要性は確実に増加してきている[2]．診断のみのカテーテル検査に比べ，ASDやPDA閉鎖術を除いたカテーテルインターベンションのほうが合併症のリスクは高いと報告されており[3]，インターベンションを行う際には全身麻酔下で行うことが好ましい．また肺高血圧症症例などでは特に合併症のリスクが高く[4]，全身麻酔下で行うべきであるが，各施設の事情からそれも難しいのが現状である．

C 静岡こども病院における鎮静方法

　当院では年間約350件の心臓カテーテルが行われており，そのおよそ2〜3割が鎮静下で行われている．当院では心臓外科手術件数も多く術前・術後の評価を目的としたものから，アブレーションによる不整脈治療，血管形成やASD閉鎖術といったインターベンションなど様々なカテーテル治療も行われている．比較的状態のよい患児の診断カテーテルに限っては鎮静下で行っており，他は全例麻酔科による全身麻酔下で心臓カテーテルを行っている．

1. 鎮静前

　検査前の絶飲食は鎮静・鎮痛絶飲食基準を設けている（他稿参照）．点滴ルートは事前に確保しておき，脱水や低血糖の懸念がある患児ではカテーテル前から輸液投与を開始している．鎮静薬は年齢により投与方法が異なるが，出棟15分前より鎮静を行っている（表3）．21トリソミーや全身状態が不良な患児では適宜減量して投与している．

　鎮静薬を投与した後は経皮的酸素飽和度モニターを使用し，保護者もしくは看護師による観察を行っている．

● 表3 ● 当院における鎮静方法

体重の目安	鎮静薬	投与方法
カテーテル入室前		
7～8kg 未満	ペチロルファン® (50mg/mL) 1mL ヒベルナ® (25mg/mL) 0.5mL	2剤を合わせたもの（計1.5mL）のうち0.06～0.07mL/kg を出棟15分前に筋注
7～8kg 以上	ソセゴン® (15mg/mL) 1mL アタラックス-P® (25mg/mL) 1mL	それぞれ0.03～0.04mL/kg（それぞれ上限は1mLまで）を生食に溶解し出棟15分前から10分かけて静注
カテーテル検査開始時（鎮静不十分な場合に同量を適宜追加投与）		
	ラボナール®	1mg/kg 静注
	ドルミカム®	0.1～0.15mg/kg 静注

2. 心臓カテーテル時

　検査開始時にはラボナール®1mg/kg または，ドルミカム®0.1～0.15mg/kg を投与し，体動など鎮静が不十分な場合には同量を適宜追加投与している．カテーテル室ではモニターとして，心電図，経皮的酸素飽和度モニター，カプノモニター，非観血的血圧などを標準的なモニターとして使用し，鎮静中は観察専従の医師または看護師を必ずおき監視を行うようにしている．当院ではカテーテル室が手術室に隣接しているため，有事の際には麻酔科や心臓血管外科がすぐに駆けつけられるような体制をとっている．

3. 心臓カテーテル後

　検査時間は比較的長く，作用時間が比較的長い鎮静薬を使用するため，カテーテル終了後も完全覚醒が得られるまで引き続き経皮的酸素飽和度モニターによるモニタリングを行い，保護者もしくは看護師による観察を行っている．観察終了時には鎮静前と同じ意識レベル，気道・呼吸・循環の状態を確認しなければならない．

検査後は穿刺部の止血のためシーネ固定およびベッド上安静が必要となるため，場合によっては鎮静薬を追加投与する可能性がある．また大血管のバルーン拡張後の痛みのため，鎮痛薬の投与あるいは麻薬の持続投与を行うこともあるがその場合には鎮痛薬との相乗効果によって，より呼吸が不安定になりやすいため十分に注意して使用している．特に鎮静に使用した薬剤数が増加するほど合併症発生の頻度が増加するため[5]，追加投与する場合には必要性を十分考慮したうえで慎重に投与しなければならない．

4. 気道確保について

カテーテル検査中は，右左シャントをもち術前から酸素飽和度が低下している場合でも，正確な血行動態評価のために普段の酸素濃度下で検査を行うことが多い．そのため少しでも気道閉塞を起こすと急激に酸素飽和度が低下してしまうため，早期発見のために呼吸のモニターとしてカプノモニターは必須であると考えられる．特にカテーテル中は両上肢を挙上した体位をとるため，頭部は屈曲位をとることが多く，後頭部が大きい乳幼児では容易に気道閉塞を起こしやすく，十分に注意が必要である．

■文献

1) Bergersen L, Marshall A, Gauvreau K, et al. Adverse event rates in congenital cardiac catheterization — multi-center experience. Catheter Cardiovasc Interv. 2010; 75: 389-400.
2) Andropoulos DB, Stayer SA. An anesthesiologist for all pediatric cardiac catheterizations: luxury or necessity？ J Cardiothor Vasc Anesth. 2003; 17: 683-5.
3) Bennett D, Marcus R, Stokes M. Incidents and complications during pediatric cardiac catheterization. Pediatr Anesth. 2005; 15: 1083-8.
4) Carmosino MJ, Friesen RH, Doran A, et al. Perioperative complications in children with pulmonary hypertension undergoing noncardiac surgery or cardiac catheterization. Anesth Analg. 2007; 104: 521-7.
5) Hoffman GM, Nowakowski R, Troshynski TJ, et al. Risk Reduction

in Pediatric Procedural Sedation by Application of an American Academy of Pediatrics/American Society of Anesthesiologists Process Model. Pediatrics. 2002; 109: 236-43.

〈釜田峰都〉

D 2. 個々の鎮静
脳波検査時の鎮静

◆ポイント◆
- 神経学的異常のある児では鎮静失敗率が高い.
- 多量の経静脈以外鎮静薬の使用時, また静注用鎮静薬の使用時には検査時鎮静時ガイドラインに則して患児のバイタルサインの監視をするべきである.
- 多量のプロポフォールは脳波に影響を与える.
- 使用適応はないがデクスメデトミジンによる睡眠は自然 nonREM 睡眠に近く脳波検査時の有用な鎮静薬となる可能性が高い.

自然睡眠時の脳波をとれれば理想的であるが, いくら前の晩に眠らせないようにしたとしても検査室の雰囲気から安心して熟睡するとも思えず多くの症例が睡眠剤に頼らざるを得ない. 鎮静薬として通常はトリクロホスナトリウムや抱水クロラールが用いられている. しかし鎮静失敗率が高いのが欠点である. 抱水クロラールを用いた脳波検査で 86％ に成功したものの, 神経学的異常のある子どもではその失敗率が正常児の 4％ に比べ 27％ にも上昇するとの報告もあり[1], 神経学的異常がある症例の多い脳波検査では鎮静に苦労している施設は多い.

A　トリクロホスナトリウムと抱水クロラール

抱水クロラールもトリクロホスナトリウムも投与された後, 肝臓で加水分解されトリクロロエタノールとなって鎮静効果を発揮する. 外国の文献ではほとんどが抱水クロラールのためトリクロホスナトリウムが頻用される日本の実情と合わないところがある. トリクロホスナトリウム 1mg が 100％ 加水分解されると仮定すると分子量 (MW 251.37) からトリクロロエタノール (MW 149.4) が 0.59mg 生成される. 一方, 抱水クロラール (MW 165.40)

Ⅱ　各論

1mgからトリクロロエタノールは0.9mg生成される．したがって等量の抱水クロラールとトリクロホスナトリウムとは等価ではない．海外の抱水クロラールの投与量を参考にしてトリクロホスナトリウムを使用する場合には換算し，50％増量する必要がある．Millichap[2]の報告でも脳波検査にトリクロホスナトリウムの場合は体重1ポンド当たり0.15mL（すなわち0.33mL/kg），抱水クロラールの場合には0.10mL（0.22mL/kg）が等量であるとしている．MRI検査の際に抱水クロラールが用いられた際の合併症報告ではあるが[3]，検査中に90％以下の低酸素症が発生した頻度は19.6％，また低出生体重児のほうが術後の徐脈発生が有意に多かったと報告しており，呼吸循環系に大きな作用を及ぼすことは明らかであり不断の監視を避けることはできない．薬物排泄時間が特に低出生体重児のほうが長いことが問題で鎮静後の観察時間も低出生体重児のほうが長く必要とする．また低酸素症は出生後週数が少なく，受胎後週数が少ないほど有意にリスクが高いことも指摘されており経口鎮静薬であっても十分な監視体制や予防的酸素投与も必要となる．

B　経口・経直腸鎮静薬で鎮静失敗した場合の対処

やはり静注用鎮静薬に頼らざるを得ないことが多い．その際の鎮静薬選択が問題となる．プロポフォールは200μg/kg/min以上の投与量では脳の活動に影響を与える可能性があるためその使用を避けたほうが好ましい．そこで脳波検査時の鎮静薬を選択する際に考慮しなければならないことは，脳波に影響を与えないこと，与えても最小なこと，呼吸抑制が生じないこと，自然睡眠時の脳波に近いことがあげられる．それらの要求項目を満たすことができるのがデクスメデトミジンである．現在小児の検査時への適応はない．2013年6月に局所麻酔下における非挿管での手術および処置時の適応がとれた．しかし試験的に用いた経験ではよい結果を出しており十分期待できる鎮静薬である．また他のGABA系刺激薬とは異なり発達期の脳細胞の変性をきたさない鎮静薬であることから乳児—幼児期早期児にも安全に使用できるとして大いに注目を集めている[4]．私たちの経験では覚醒状態から就眠するまでおよそ1μg/kg強が必要となり，その後0.7μg/kg/hrで持続投与する．検査後覚醒までの時間はプロポフォールによる鎮静より長くかかる．デ

2. 個々の鎮静　D. 脳波検査時の鎮静

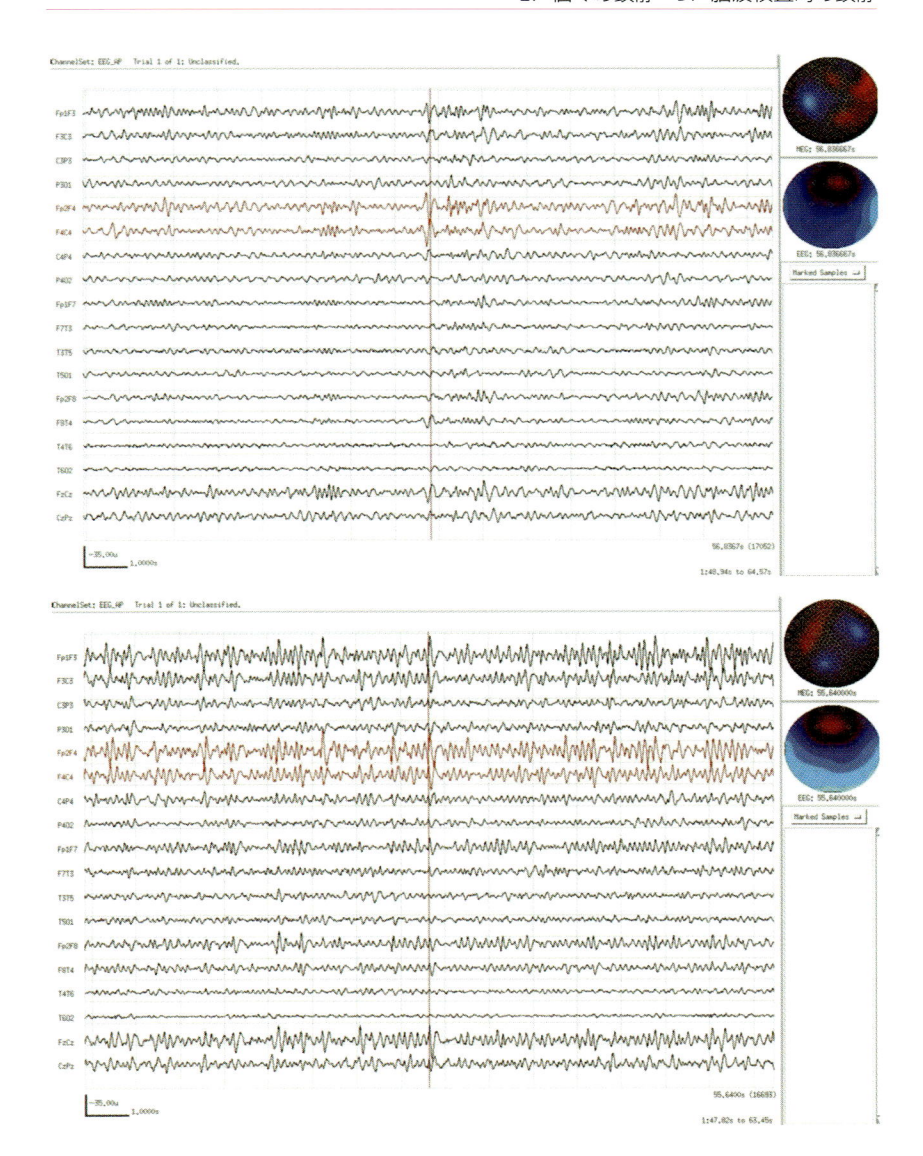

●図1● 上段がデクスメデトミジン静注時の脳波．下段がプロポフォールの静注時脳波．高頻度のアーチファクトがみられる[5]．

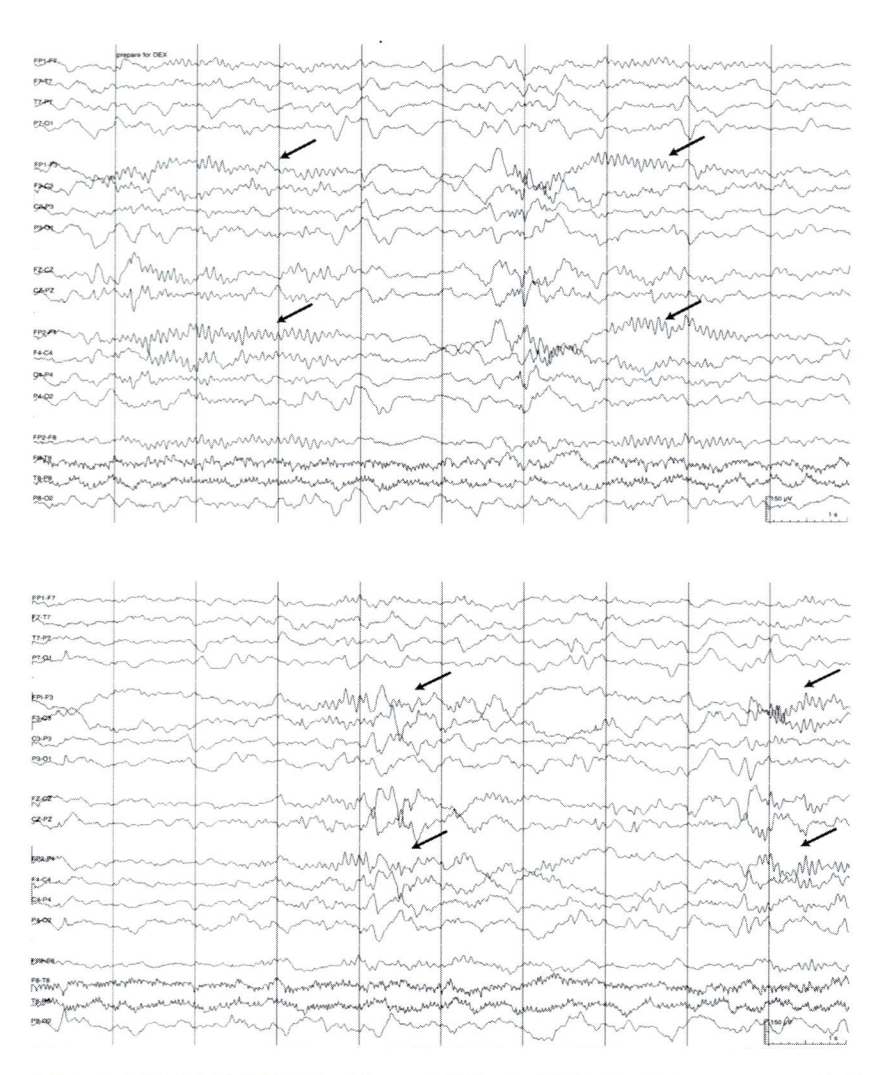

●図2● 上段が自然睡眠ステージ2での脳波．浅眠期にみられる12〜14Hz紡錘波が特徴的である．下段がデクスメデトミジン投与後の脳波．矢印部分に12〜14Hzの紡錘波がみられる[6]．

クスメデトミジン使用時の注意点として循環系を抑制し，徐脈，低血圧を生じることが多い．また単独使用では鎮静状態はかなり浅く容易に体動，覚醒を起こすため検査中患児への刺激は避けることが望ましい．あるいは検査を完遂するためにもっと多量のデクスメデトミジンが投与されている報告もあるが，まだ確立された鎮静法ではないことからその使用には注意を要する．

■文献

1) Rumm PD, Takao RT, Fox DJ, et al. Efficacy of sedation of children with chloral hydrate. South Med J. 1990; 83: 1040-3.
2) Millichap JG. Electroencephalographic evaluation of triclofos sodium sedation in children. Amer J Dis Child. 1972; 124: 526-7.
3) Litman RS, Soin K, Salam A. Chloral hydrate sedation in term and preterm infants: An analysis of efficacy and complications. Anesth Analg. 2010; 110: 739-46.
4) Sanders RD, Sun P, Patel S, et al. Dexmedetomidine provides cortical neuroprotection: Impact on anesthetic-induced neuroapoptosis in the rat developing brain. Acta Anaesthesiol Scand. 2010; 54: 710-6.
5) König MW, Mahmoud MA, Fujiwara H, et al. Influence of anesthetic management on quality of magnetoencephalography scan data in pediatric patients: A case series. Pediatr Anesth. 2009; 19: 507-12.
6) Mason KP, O'Mahony E, Zurakowski D, et al. Effects of dexmedetomidine sedation on the EEG in children. Pediatr Anesth. 2009; 19: 1175-83.

〈堀本 洋〉

E 2. 個々の鎮静
核医学検査

◆ポイント◆

- 長時間じっとしていられるかどうかは4〜5歳が目安
- 鎮静するときは緊急時に対処できる準備を
- 鎮静なしで検査をする工夫も有効

はじめに

核医学検査とは放射性同位元素で標識した薬剤を投与し，その薬剤が特定の臓器や病気の部位にとりこまれて放出するγ（ガンマ）線を，ガンマカメラと呼ばれる装置で体内の状態を画像（シンチグラム）にする検査である[1]．対象臓器や放射性医薬品は多種あり，脳血流シンチグラフィ，肺換気・血流シンチグラフィ，心筋シンチグラフィ，腎シンチグラフィなどがある．核医学検査における鎮静は，基本的には痛みを伴わず，また原則検査中の体動は許されないことから，米国麻酔科学会の定義する鎮痛・鎮静のレベルのなかでも，CTやMRI撮影時の鎮静と同等に扱われている．ただしCTやMRI撮影ほどには厳密な静止は要求されない．核医学検査の難点は検査時間の長さにあり通常20〜30分かかるといわれる（複数の検査を一度に行うことが多く，その場合1〜1.5時間かかる）．長時間に及ぶ体動抑制は患児に耐え難い苦痛を強いることになる．当院においては通常学童であれば検査内容の説明を行い，納得を得たうえで患児の協力を得ながら実施しているが，就学前の特に乳幼児に対しては基本的には鎮静薬を使用している[2]．

A 静岡県立こども病院における核医学検査の現状

静岡県立こども病院における2011年度の核医学検査の施行数は320件であった．図1は2011年度，当病院で核医学検査を施行した患者を年齢別に鎮静の有無で分けたものである．4〜5歳が鎮静を必要とするか否かのグレー

2. 個々の鎮静　E. 核医学検査

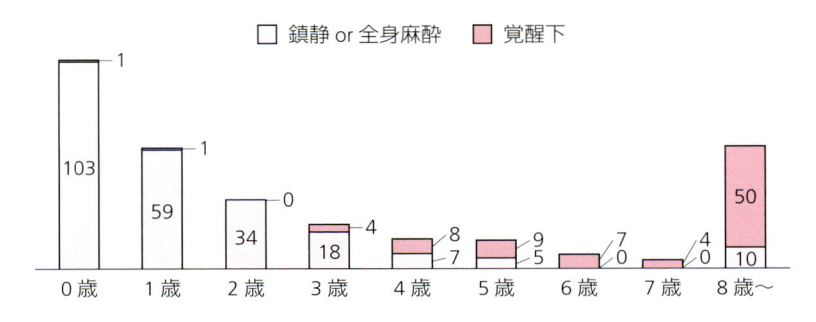

図 1　核医学検査時の鎮静状況

（棒グラフ：鎮静 or 全身麻酔／覚醒下）
- 0歳：103／1
- 1歳：59／1
- 2歳：34／0
- 3歳：18／4
- 4歳：7／8
- 5歳：5／9
- 6歳：0／7
- 7歳：0／4
- 8歳～：10／50

ゾーンであるという考えの医師が多く，同様の結果が出ている．数名高年齢であるにもかかわらず鎮静しているが，これは知的障害があるか，もともと気管挿管されていた患者のケースである．核医学検査の種類や撮影方法，患者の年齢や使用する放射能の量などによって施行時間は違うので，担当の放射線技師に確認して鎮静の有無を決定することも有益である．またこれは経験上の意見だが，本人の性格にもよるが4～5歳くらいの年齢では，一般的に男児のほうが女児よりも恐怖心の強い場合が多い．

B　当院の「検査時鎮静指針」

当院には医療安全委員会によって定められた「検査時鎮静指針」があり，対象は静注鎮静薬を使用するMRI撮影，核医学検査の予定検査としている．鎮静薬使用による合併症は気道関係のトラブルが多く気道評価が必要である．鎮静前には絶飲食が指示され，軽めの食事，ミルクは6時間前まで，母乳は4時間前まで，清澄水（水，お茶，スポーツ飲料など）は2時間前まで摂取可能であり，全身麻酔時と同じ基準である（詳しくは「静岡県立こども病院における検査時鎮静指針」の稿を参照）．

鎮静を行う場所では酸素投与と吸引の設備，気道確保のための道具や緊急薬剤が準備されていなければならない[3]．モニターとしてはパルスオキシメーターが必要不可欠である．カプノメーターも可能な限り必要だが，ない場合は視診による胸の動きや呼吸数の確認を頻回にしなければならない[4]．血圧は最低限鎮静直後には測定すべきである．循環動態が変動しやすい患児

Ⅱ 各論

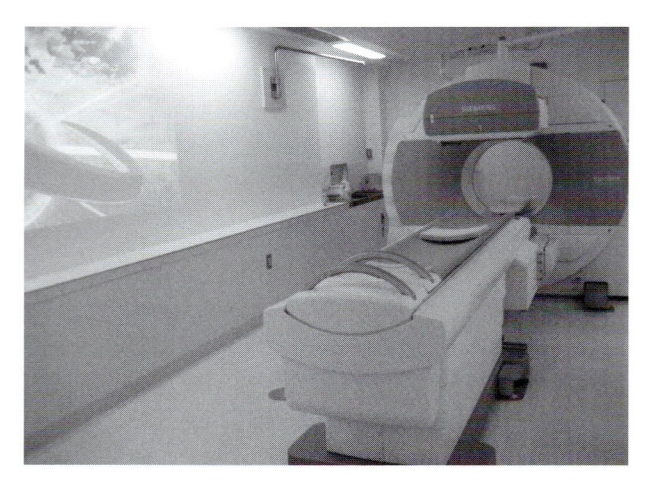

●図 2● 検査用ベッドと壁上のスクリーン

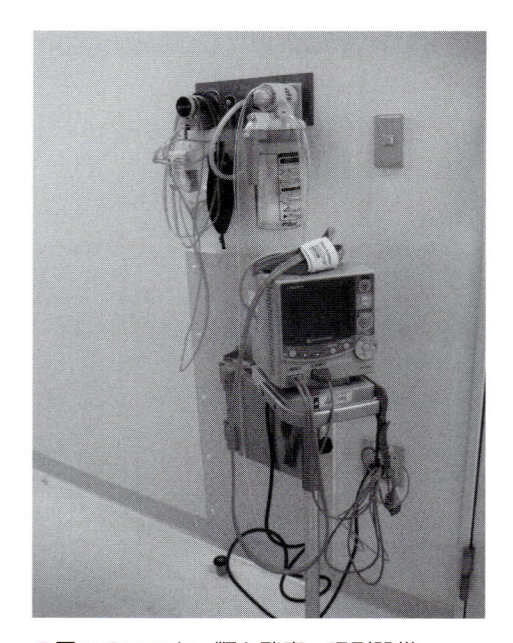

●図 3● モニター類と酸素，吸引設備

であれば5分ごとの測定が望ましい．当院では鎮静時にはバイタルサインを5分ごとに記録することを義務づけているが，このことによって鎮静担当者が定期的に患児の状態を確認することを促すようになっている．使用した薬剤や量も記載する決まりである．

C 具体的な鎮静方法

　鎮静のためにどの薬剤を使用するかという具体的な判断は，主治医の主観によりまた担当科によっても方針は異なるが，鎮静をする場合，当院ではトリクロホスナトリウム，チオペンタールもしくはプロポフォールを使用することが多い．詳しい使用方法は「静脈麻酔薬による鎮静・鎮痛」「経口・注腸鎮静薬の使い方」の稿を参照してもらえればよいので簡単な説明にとどめる．チオペンタールを使用する場合は，2～3mg/kgをワンショットで静注した後，体動の気配があれば適宜1～2mg/kgを追加投与する．最初にトリクロホスナトリウムを0.7mL/kg内服させておけばチオペンタールの効きがよく併用されることが多い．トリクロホスナトリウムだけでしっかり寝てしまえばチオペンタールを使用しなくても検査を施行できることもある．トリクロホスナトリウムを飲まなければ坐薬である抱水クロラールを40mg/kg使う方法もある[5]．プロポフォールを使う場合は最初に1～2mg/kgの静注で入眠させた後，6～10mg/kg/時間の持続静注で維持する．Srinivasanらの報告では，鎮静時にプロポフォールを用いた場合，はじめに2.1±0.3mg/kgのボーラス投与を行い（体重が40kgより多い場合は少なめにする），必要に応じて1mg/kg追加して麻酔を深くし，維持は200mcg/kg/分で始め，撮影が始まれば175mcg/kg/分，麻酔が深すぎると感じれば150mcg/kg/分に下げて使用している[6]．いずれの薬剤を使用するにしろ，鎮静薬を投与した直後は特に呼吸抑制に注意し，必要ならば下顎挙上などで気道を開通させるかマスク換気を行う．自然気道では呼吸抑制をきたし，経皮的酸素飽和度が低下したり$PetCO_2$が増加するようならばラリンジアルマスクなどの声門上ディバイスを使用する．この場合はアトロピンを使用して口腔内の分泌物を抑制しておいたほうがよい．気管挿管まで必要になることはほとんどないが，声門上ディバイスで気道がうまく確保できない場合（新生児では多い）

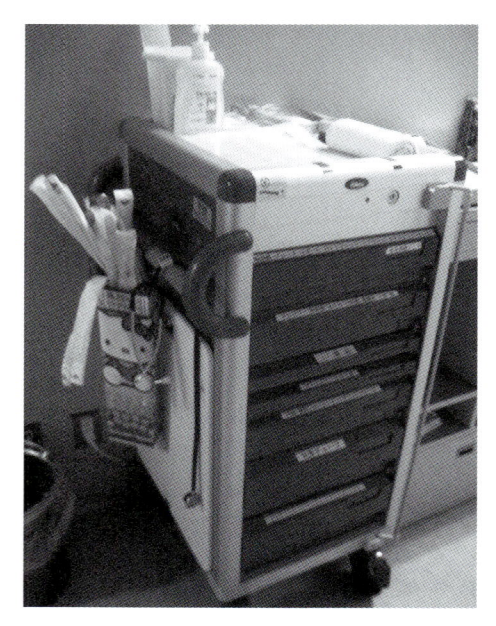

● 図4 ● 緊急カート

はやむを得ないだろう．気管挿管した場合は咽頭への刺激が大きいので筋弛緩薬を使ったほうが安全である．

D　麻酔科管理での鎮静

　さて主科では鎮静が困難と判断した場合（多くは気道関連トラブルが予想されるもの）や医師数の少ない科では当院では麻酔科に鎮静を依頼する．患者自身や家族が希望した場合も麻酔科管理下で鎮静を行う．通常当院の麻酔科では前述のとおりプロポフォールを用いて鎮静を行っている．幼児であらかじめ静注ルートが確保されていない場合は，笑気，酸素，セボフルランを用いて緩徐導入をすることもあるが，核医学検査の種類によっては数時間前に核種を静注しなければならないので静注ルートはあることが多い．入眠直後はマスク換気を必要とすることが多いが，自発呼吸がしっかり出れば酸素を鼻カヌラ 2L/ 分で投与する．麻酔を導入する処置室と核医学検査室は離れているので必ず2名以上の担当者が付き添って移動している．うち1名は

必ず小児の気道管理や緊急薬剤の扱いに長けた人間でないといけない．ベッドを移動させる際には刺激となって体動が出やすいので注意が必要である．核医学検査のみの目的で来院した場合は，検査終了後1時間を目安に飲水を許可し，全覚醒して全身状態に問題なければ帰宅可としている．

おわりに

以上，核医学検査中の鎮静について述べた．ちなみに当院の核医学検査室の壁には患者が寝たままでも映画やテレビが観られる画面がある．部屋のなかも子どもが興味をもちそうな小物を並べている．MRI撮影とは異なり音も静かであり，CT撮影と違いそばにいても被曝しない（ただし患児からごく微量の放射線は出ている）ことから，付き添いの医師や看護師が患児の手を握ったり話しをして検査を終える＜おしゃべりシンチ＞など，鎮静なしで検査を施行する工夫も有効である．

■文献

1) 西谷　弘，遠藤啓吾，松井　修，他編．核医学とは．標準放射線医学．7版．東京：医学書院；2011．p.19-20.
2) 矢野正幸．鎮静および観察．越智宏暢，監．目でみる小児核医学．東京：メディカルレビュー社；2005．p.7.
3) 羽鳥文麿．検査とそのリスクマネジメント．小児科診療．2003；66：233-7.
4) 安岡朝子．検査・医療処置のための鎮痛・鎮静．小児科．2008；49：1668-74.
5) 長村敏生．検査のときの催眠薬，鎮静薬の使い方にコツがあれば教えてください．小児内科．2008；40：441-3.
6) Srinivasan M, Turmelle M, DePalma LM, et al. Procedural sedation for diagnostic imaging in children by pediatric hospitalists using propofol: analysis of the nature, frequency, and predictors of adverse events and interventions. J Pediatr. 2012; 160: 801-6. e1.

〈藤永あゆみ〉

F 2. 個々の鎮静
消化管内視鏡検査

◆ポイント◆
- 原則,全身麻酔が望ましい
- 気道確保と緊急薬剤,モニターの準備は必須
- 内視鏡検査に携わる医療従事者はぜひ呼吸管理のトレーニングを

はじめに

消化管内視鏡検査とは,先端に小型カメラまたはレンズを内蔵した細長い管を口あるいは肛門から挿入し,食道,胃,十二指腸や大腸の内部を観察し,時には治療を行うものである[1].上部消化管内視鏡,下部消化管内視鏡,内視鏡的逆行性膵胆管造影法,小腸カプセル内視鏡,小腸ダブルバルーン内視鏡などがある[2].

静岡県立こども病院では年齢や病態にかかわらず,麻酔科管理の全身麻酔下で消化管内視鏡検査を行っている.小児に対してこの検査を行ううえで安全面を最優先させるのならば,全身麻酔を選択すべきである.学童以上で聞き分けのある子どもであれば局所麻酔下で施行できるという意見もある.嫌がる子どもを無理矢理押さえつけて施行している施設もあるだろう.しかし子どもが暴れれば検査中の危険性が増し,内視鏡検査に対する恐怖心も残る.最低限適当な鎮静薬を用いることが望ましいし,新生児や乳幼児であれば安全に検査を行うためにはやはり全身麻酔が推奨される.ポリペクトミー,異物除去,静脈硬化療法といった処置まで行う場合はことさらそうである[3].以下,消化管内視鏡検査を行う際の鎮静と麻酔について述べるが,可能な限り全身麻酔を選択してほしいというのが筆者の希望である.

A 前処置

施設によって異なるが,以下に当院で行われている方法を述べる.患者に

よっては前投薬が必要になるだろう．

1）上部消化管内視鏡
絶飲食の時間は通常の全身麻酔時と同じで，固形物は検査の6時間前まで，水分（クリア水）は2時間前まで摂取可としている．

2）下部消化管内視鏡
固形物，水分ともに丸一日絶食とする．検査前日から当日にかけて洗浄薬を投与する．

B 鎮静方法

内視鏡検査では上部・下部ともに激しい体動は消化管穿孔を起こし得るので許されないが，完全な静止までは必要とされない．ミダゾラムもしくはプロポフォール単独での鎮静が可能である．

日高らは10〜15歳の就学児に対して，8％リドカインスプレー10噴霧による咽頭麻酔後，ミダゾラム0.1mg/kg（max. 5mg）を静脈内投与し上部消化管内視鏡を施行している．内視鏡が食道および幽門輪に挿入される際に脈拍数，収縮期血圧ともに検査前に比べ有意に上昇したが，末梢動脈血酸素飽和度（SpO_2）は検査中有意な変動を示さず，安全かつ苦痛が少ない内視鏡検査を行うことができたと報告している[4]．ミダゾラムは静脈内投与の場合，発現時間が2〜3分，作用持続時間が45〜90分，健忘作用もあり本検査には適した薬剤といえる．

プロポフォールで鎮静する場合は，1mg/kgずつ患児の様子を見ながら静脈投与した後，6〜10mg/kg/時間で持続する．体動があれば1mg/kgずつ追加でボーラス投与する．ミダゾラムのような健忘作用はないが，より発現時間が短く作用時間も短いので目覚めがよく扱いやすい．

ただしミダゾラム，プロポフォールともに鎮痛作用はなく，消化管内視鏡検査では頻回の刺激に耐え得る deep sedation が必要となるので，これらの鎮静薬に鎮痛薬を加えることも多い．当然鎮痛薬を加えることで呼吸抑制を起こす危険が高まるのでより慎重な投与が望まれる．Lightdale らは患児をプロポフォール群とミダゾラム＋フェンタニル群に分け比較している．プロポフォール群では1〜2mg/kgをボーラス投与した後300〜350mcg/

kg/時間持続静注している（個人的にはこの量では足りないと思われる．実際このスタディでもプロポフォールのみで検査を終えたのは4%だけであった）．担当者の判断でフェンタニルを最大5mcg/kg, and/orミダゾラム0.2mg/kgまで追加投与する．ミダゾラム＋フェンタニル群ではフェンタニルを1mcg/kgボーラス投与（最大5mcg/kgまで），ミダゾラムを0.05〜0.1mg/kg（最大0.3mg/kgまで）ボーラス投与し鎮静している．ミダゾラム群で挿管された患児はいなかったが，プロポフォール群では34%が担当者の判断であらかじめ挿管しているので，プロポフォールの場合，この方法で施行するなら挿管することを前提としたほうがよいだろう[5]．またMamulaらもミダゾラムとフェンタニルを使って内視鏡検査の鎮静を行い報告している．1回につき（必要に応じて追加投与している）ミダゾラムは0.05〜0.1mg/kg，フェンタニルは1mcg/kg，いずれも1分間かけてゆっくり投与している．最大の1回投与量はミダゾラム2mg，フェンタニル75mcgであり，推奨される最大総量はミダゾラム0.5mg/kg，フェンタニル5mcg/kgであった．内視鏡検査中に気管挿管や鎮静薬の拮抗薬が必要となった症例はなかったが，25%の患児でSpO$_2$の低下や嘔吐などの有害事象が起きている[6]．

C 全身麻酔

全身麻酔で行う際，上部消化管内視鏡の場合は内視鏡の操作によって気管チューブを事故抜管するおそれがある．消化管出血を起こしている患者は吐血により誤嚥する可能性があるので原則フルストマック扱いするべきである．下部消化管内視鏡の場合は必ずしも気管挿管する必要はなく，声門上デバイスによる気道確保で行えるが，送気やファイバースコープによる腸管の伸展によって腹部膨満をきたし，呼吸が抑制される可能性もあることを心に留めておかなければならない[7]．

当院は手術室内で内視鏡検査を施行している．検査中麻酔器を使用するため笑気や吸入麻酔薬で鎮痛をはかることができる．

D モニターと必要な準備

消化管内視鏡検査時は麻酔方法を問わず，モニターをしっかり準備し患児の循環動態に気を配らなければならない．導入の際はいつでもマスク換気できるようにし，自発呼吸が安定すれば酸素を鼻カヌラ 2L/分で投与する．モニターとしてはパルスオキシメーター，心電図，自動血圧測定器が最低限必要である．パルスオキシメーターでは無呼吸に気づくのが遅いためカプノメーターも必須である[8]．内視鏡を担当する人間の他に，絶えず患児やモニターを観察する担当が必要である．

鎮静のみで行っている場合も，手元に気道確保（患児に適したサイズであることを確認しておくこと！）の道具を用意しておく[9]．ただし道具だけでなく，小児のマスク換気や気管挿管に長けた医療従事者がその場に必ずいなければならない．吸引の準備も怠ってはいけない．アトロピンなどの緊急薬剤やミダゾラムやフェンタニルを使った場合はその拮抗薬も用意しておく．

E 検査後

上部・下部ともに内視鏡検査のみの場合は問題なければ当日帰宅することが可能である．食道バルーン拡張術，静脈硬化療法など治療まで行った場合は，当院では経過観察のため入院としている．

F 合併症

小児における内視鏡検査時の合併症の頻度は報告によって様々である．一時的な SpO_2 の低下といった事象を合併症に加えるかどうかなど定義の違いによるものや，大規模なスタディになればなるほど詳細まで把握できなくなるせいだと考えられる．前述の Mamula らの報告では 25% の患児で有害事象が起きているが，そのうちの 34% は呼吸器関連の合併症であり，9% の患児で 20 秒以内の SpO_2 の低下（92% 未満），8% の患児で低血圧，5% の患児で嘔吐が起きていた．6 歳未満の小児で有意に呼吸器関連の合併症が起きやすかった[6]．また Agostoni らの報告では，小児では内視鏡検査の際に 2.6% で合併症が起きており，徐脈が 2.2%，低血圧が 0.44% であった．合併症の

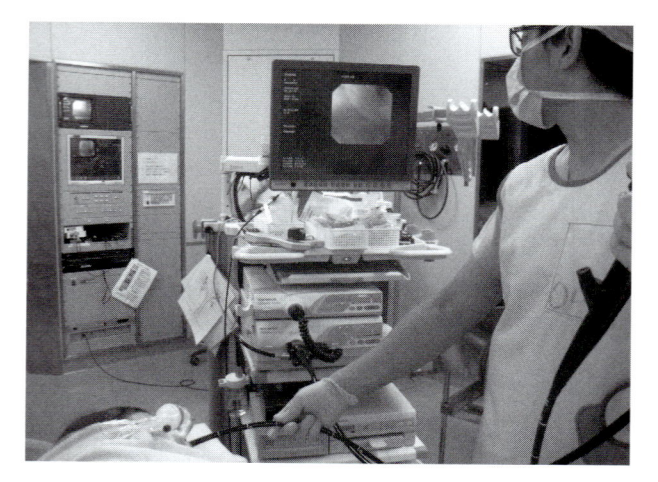

●図1● 全身麻酔下での上部消化管内視鏡検査の様子

頻度は年齢に反比例し，特に徐脈に関してそうであった[10]．

おわりに

内視鏡検査ではファイバースコープによる気道圧迫や送気による腹部膨満や呼吸障害，消化管内容の逆流による誤飲，被験児の体動による消化管損傷などの合併症が起こり得る．それらを防ぐためにはやはり気管挿管が望ましい[7]．しかし内視鏡検査に携わる医師がすべて挿管技術に長けているわけではないし，麻酔科に依頼したくても多くの施設の麻酔科医は多忙で検査麻酔にまで手がまわらない，あるいはそもそも常勤の麻酔科医がいない施設も多いのが現状であろう．願わくば内視鏡検査に携わる医師は短期間でも麻酔科で研修を受けるかPALSなどを受講し，小児の気道管理に必要なスキルを身につけてほしい．

■文献

1) 内視鏡検査と内視鏡治療のご説明．日本消化器内視鏡学会．http://www.jges.net/simin/index.html（accessed Norvember 15, 2012）
2) 中山佳子．消化管内視鏡検査の実際．小児内科．2012; 44: 832-6.

3) 福井雄一. 7-A. 内視鏡検査―消化管系―. In: 岡田　正. 系統小児外科学. 2版. 大阪: 永井書店; 2005. p.57-9.
4) 日高奈緒, 中山佳子, 堀内　朗, 他. ミダゾラム鎮静下での上部消化管内視鏡検査の安全性と苦痛度についての検討. 日本小児科学会雑誌. 2003; 107: 664-8.
5) Lightdale JR, Vaim C, Newburg AR, et al. Efficiency of propofol versus midazolam and fentanyl sedation at a pediatric teaching hospital: a prospective study. Gastrointest Endosc. 2008; 67: 1067-75.
6) Mamula P, Markowitz JE, Neiswender K, et al. Safety of intravenous midazolam and fentanyl for pediatric GI endoscopy: prospective study of 1578 endoscopies. Gastrointest Endosc. 2007; 65: 203-10.
7) 高橋英世. 内視鏡検査. In: 和田達雄, 監. 新外科学大系第30巻A＜小児外科Ｉ＞. 東京: 中山書店; 1991. p.115-27.
8) Yarchi D, Cohen A, Umansky T, et al. Assessment of end-tidal carbon dioxide during pediatric and adult sedation for endoscopic procedures. Gastrointest Endosc. 2009; 69: 877-82.
9) American Academy of Pediatrics; American Academy of Pediatric Dentistry, Coté CJ, Wilson S; Work Group on Sedation. Guidelines for monitoring and management of pediatric patients during and after sedation for diagnostic and therapeutic procedures: an update. Pediatrics. 2006; 118: 2587-602.
10) Agostoni M, Fanti L, Gemma M, et al. Adverse events during monitored anesthesia care for GI endoscopy: an 8-year experience. Gastrointest Endosc. 2011; 74: 266-75.

〈藤永あゆみ〉

G 2. 個々の鎮静
歯科治療時

◆ポイント◆

- 歯科処置は小手術の連続であり，鎮静法のよい適用である．
- 適応症は歯科治療恐怖症が最も多い．
- 一般に吸入鎮静法，静脈内鎮静法，前投薬法が行われる．
- ハンディキャップ児，低年齢・低体重児は適用を慎重に検討する．
- 気道管理，異物誤嚥事故，局所麻酔など歯科における問題点に注意する．

A 歯科における鎮静法の適応症[1]

　鎮静法の適応症として最も多いのは歯科治療に恐怖心をもつ小児である．局所麻酔の注射に特に恐怖心をもつ者もいる．非協力児の多くは恐怖症である．嘔吐反射（絞扼反射）が異常に強い小児も少なくない．恐怖症と異常嘔吐反射は重複している場合もある．2番目は知的障害，脳性麻痺，自閉症などのハンディキャップ児である．3番目は，口腔外科小手術，たとえば難しい抜歯などを受ける小児であるが，全身麻酔が適用される場合が多い．本稿では主として歯科治療に恐怖心をもつ小児の鎮静法について記す．

B 鎮静法の実際

　吸入鎮静法，静脈内鎮静法，前投薬法などを行う．

1. 亜酸化窒素吸入鎮静法[2,3]

　20〜30％の低濃度の亜酸化窒素を吸入させる．身体が温まった感じがし，ふわっとした快感を感じ，治療に対する不安感が和らぐ．亜酸化窒素は低濃度なので，呼吸循環動態に及ぼす影響はほとんどない．鎮静のレベルは

浅い鎮静（conscious sedation）であり，意識は消失せず，健忘効果もない場合が多い．全身麻酔の深度では最も浅い第1期第1相と第2相にあたる．それ以上深くすると，興奮期に近づき，不安を感じたり，興奮する場合があるので，30％を超える濃度にしないようにする．効果には個人差が大きいので，様子をよく観察しながら行う．

亜酸化窒素には鎮痛効果があるが，歯科治療時の痛みを無痛にできるほど強くなく，通常どおりに局所麻酔を行う必要がある．痛みによって体動を起こした場合に鎮静が不十分と考えて，亜酸化窒素の濃度を上げると興奮期に入ってしまう．濃度を必要以上に上げず，局所麻酔を奏効させるようにする．

歯科では術野が口腔なので顔面マスクではなく，鼻マスクを用いて麻酔ガスを吸入させる．アレルギー性鼻炎や風邪などで鼻呼吸がしづらい小児では効果が得にくい．ラバーダムは，治療歯を隔離，乾燥させて歯科処置をするためのゴム製のシートであり，ラバーダムを使うと口からの呼吸のリークが少なくなり，鎮静が安定する（図1）．口呼吸癖のある小児では，ラバーダムを使うことによって鼻呼吸に誘導でき，効果を上げることができる．なお，鼻マスクが上唇をおおいやすいので，上顎前歯部の処置はしにくい．

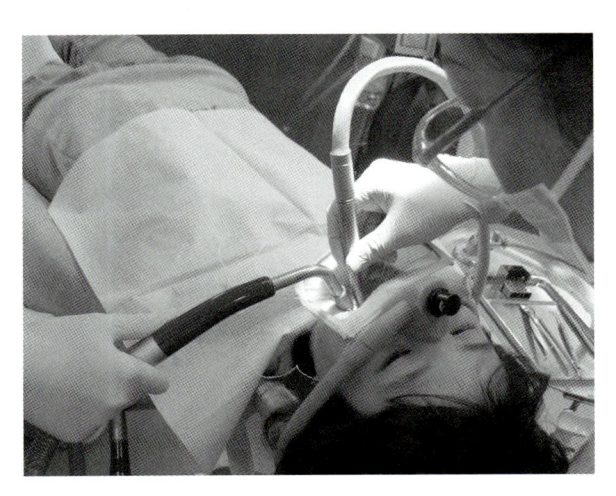

● 図1 ● 笑気吸入鎮静器と鼻マスク

対象は，ある程度の理解力のある小児である．過度に空腹や満腹だと気分が悪くなることがあるので，このような状態は避ける．適用しにくい者は，まったく非協力な小児と鼻詰まりのある小児である．鎮静法専用器は亜酸化窒素と酸素しか吸入できないタイプのものがあり，鎮静法によって70％以上の高濃度の酸素を吸入させることになるので，てんかんのある小児は避けたほうがよい場合もある．

2. 静脈内鎮静法[4,5]

　多く行われているのは緩和精神安定薬であるベンゾジアゼピン系薬物のミダゾラムかフルニトラゼパムの単独，あるいはこれに静脈麻酔薬プロポフォールを併用する方法である．亜酸化窒素吸入鎮静法に比べて効果は確実であり，健忘効果も強い．意識レベルが深くなる場合もあるので，全身麻酔と同様な術前管理，禁食禁水を行う．呼吸循環系の抑制が生じる場合があり，術者とは別に，全身管理の経験のある歯科医師，または医師による管理が必要である．

　小児では静脈路の確保に恐怖心やストレスを感じやすいので，低年齢児は避ける．非協力な小児に対してケタミンが有効であったとする報告がある[6]が，唾液増加への対処が必要になる．

3. 前投薬法

　鎮静法前の前投薬としては，ミダゾラム内服が有効であるという報告があり[7]，高石らは，日本人小児ではミダゾラム0.5mg/kgで有効であったと報告している[8]．吸入あるいは静脈内鎮静を行わず，前投薬だけですませる場合には，坐薬が効果的である．ベンゾジアゼピン系薬物のダイアップ®（ジアゼパム）やセニラン®（ブロマゼパム）が使用される．治療開始の30分〜1時間前に保護者に投与してもらう．患児はとろんとし，"騒ぐのが面倒くさい"という様子がみられる場合が多い．

C　ハンディキャップ児について

　池田らは，小児における鎮静法で効果を左右した因子は体重であり，平

均 31.3 kg では効果が得られたが，25.5 kg では不効例が多く，特にハンディキャップ児に不効例が多かったことを報告している[9]．ハンディキャップ児は障害が様々である．巨舌や小顎症を伴っている小児や緊張の強い脳性麻痺児では舌根沈下をきたしやすい．ハンディキャップ児，低年齢児・低体重児では鎮静法の適用を慎重に検討する必要がある．場合によっては拘束下の暫定処置を考慮しなければならない場合もある．

ハンディキャップ児では亜酸化窒素吸入鎮静法では奏効せず，静脈内鎮静法を適用する場合が多い．深鎮静にする場合もあり，慎重な全身管理が必要である．筆者らは重症心身症害者に対して，対象を選んで 0.5％ までの低濃度セボフルラン添加亜酸化窒素吸入鎮静法を適用している[10, 11]．

D 歯科における問題点と注意

1. 口腔内の液体への対処

高速タービンや歯石除去器は口腔内に水分を噴射する．口腔外科手術では出血が生じる．小児では唾液の分泌量が多い．これらの水分，血液，唾液が咽頭部へ流入すると咳嗽反射を起こし，鎮静深度を不安定にさせる．鎮静法下では咽頭反射が低下している場合があるので，吸引を十分に行って，気道管理をする．

2. 治療内容を理解する

"抜歯は大変な処置だが，虫歯の処置や歯石除去は簡単な処置"という考えがある．実際は，抜歯は出血が管理されれば容易な処置であることが多い．それに対して，高速タービンを使って歯質を削除したり，歯石除去器を使って歯石除去を行うことは，全身管理の面からは決して容易な処置ではない．歯根の治療（根管処置）は刺激が少なく，浅い鎮静で管理できる場合が多い．

3. 異物誤嚥事故

詰め物や治療器具を咽頭部に落下させてしまう異物誤嚥事故は歯科で時折遭遇する[12]（図 2）．仰臥位では異物が咽頭部へ落下しやすい．声門を異物

Ⅱ　各論

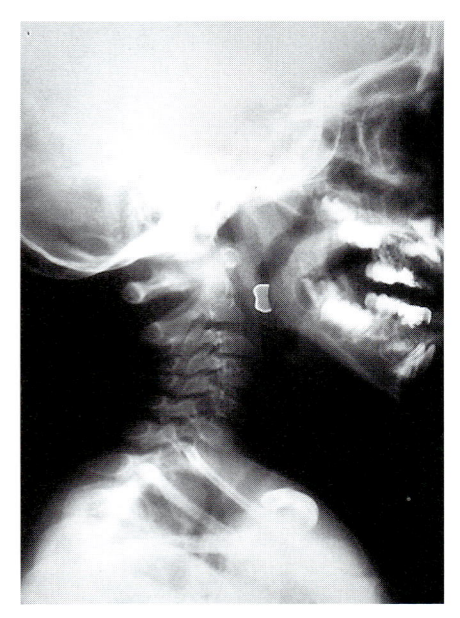

●図 2 ●異物事故時の X 線写真
咽頭部に乳歯冠がみられる.

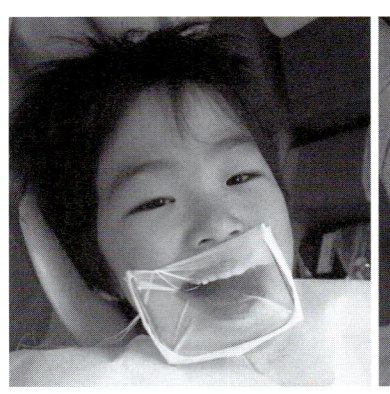

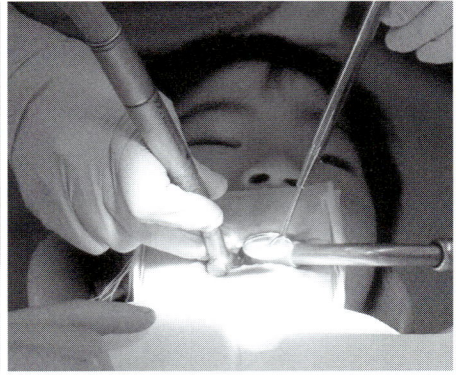

●図 3 ●左：ラバーダム装着時, 右：タービンを使って歯質を削除しているところ
介助者がしっかり吸引を行っている.

が通過した場合，小児では声門下腔が最も狭く，窒息の危険がある．抜去歯や，防湿に用いるロール状のワッテによる窒息死亡事故の事例もある．鎮静法下では咽頭反射が低下している場合があるので，異物を落下させないように注意する．

4. 局所麻酔

口腔内は薬液の吸収が速い部位であるが，小児では体重比で相対的に多量の局所麻酔薬が投与されてしまう場合がある．また，小児は成人に比較して局所麻酔薬によって入眠しやすい傾向があるので，鎮静法下では注意が必要である．

5. ラバーダム使用時の注意

視野が治療歯に限定されてしまい，口唇色などのバイタルサインを見落としやすい（図3）．

米国 UCLA からの最新事情

米国 UCLA では歯科麻酔医によって小児に次のような深鎮静が行われている．前投薬としてケタミン 3mg/kg とミダゾラム 0.1mg/kg を大腿部または三角筋に筋注する．数分で入眠したら，プロポフォール 10mg/mL にレミフェンタニルが 5μg/mL となるように溶解した混合液を，プロポフォールが 4〜6mg/kg/hr 程度になるように持続静注する．投与量は呼吸状態を見て増減する．アジア系の小児は鎮静薬が効きやすいので投与量を減じる．特製のウレタンの台を用いて，肩が水平位よりもやや高く，頭部後屈した体位をとる．また，歯科治療を担当する小児歯科医も鎮静法について十分なトレーニングを受けて，注水をあまりせず，ラバーダムを用いて治療している．

■文献

1) 野口いづみ．歯科患者の鎮静法：その歴史と適応．LiSA．2000；7(7)：658-65.
2) 緒方克也．患者さんによろこばれる笑気吸入鎮静法．第1版．東京：医歯薬出版；1991.
3) 藤澤俊明．第4章 精神鎮静法 Ⅱ．吸入鎮静法．In：金子 譲，監．歯科麻酔学．第7版．東京：医歯薬出版；2012．p.208-16.
4) 宮脇卓也，前田 茂．第4章 精神鎮静法 Ⅲ．静脈内鎮静法．In：金子 譲，監．歯科麻酔学．第7版．東京：医歯薬出版；2012．p.216-44.
5) 詫間 滋，藤澤俊明，黒住章弘，他．北海道大学歯学部附属病院における過去5年間の小児に対する静脈内鎮静法の検討．日歯麻誌．2003；31(2)：204-5.
6) Ray K, Hegde AM, Goel L. Sedation in uncooperative children undergoing dental procedure: A comparative evaluation of midazolam, propofol and ketamine. J Clin Pediatr Dent. 2007; 32(1): 1-4.
7) Day PF, Power AM, Hibbert SA, et al. Effectiveness of oral midazolam for paediatric dental care: a retrospective study in two paediatric centers. Eur Arch Paediatr Dent. 2006; 7(4): 228-35.
8) 高石和美，富岡重正，江口寛，他．小児患者の精神鎮静法に関する過去10年間の検討．日歯麻誌．2010；38(2)：176-9.
9) 池田直樹，倉田眞治，鮎瀬卓郎，他．小児の口腔外科処置時および歯科治療時に併用した鎮静の有効性．臨床麻酔．2009；33(7)：1137-41.
10) 田中利加子，野口いづみ，高野宏二，他．重症心身障害者における低濃度セボフルラン併用笑気吸入法による全身管理経験．障歯誌．2002；23(2)：136-40.
11) 尾崎貴子，野口いづみ，島田利加子，他．咽頭気管分離術後の患者に対する10年間の鎮静法下歯科治療経験．障歯誌．2013；34(2)：118-21.
12) 笹尾真美，野口いづみ，高野宏二，他．口蓋扁桃部に嵌在した乳歯冠異物の1例．日歯麻誌．1998；26(5)：689-90.

〈野口いづみ〉

H 2. 個々の鎮静
マルク・ルンバール検査時の鎮静・鎮痛

◆ポイント◆

- 小児にとっては肉体的・精神的苦痛を伴う検査である.
- 年長児では検査後吐き気を引き起こすことが多いためケタミンはあまり推奨できない.
- ケタミン使用時ミダゾラムの併用はケタミンの催吐作用を抑制できない.
- 検査中の完全な健忘が次の検査に向けてよい結果をもたらす.
- 穿刺の際には pH 調整した局麻薬を用いると注入時の痛みをとることができる.

マルク（骨髄穿刺），ルンバール（腰椎穿刺）は強い痛みと強い不快感を伴う検査で，白血病などを発病してから2～3年，あるいはそれ以上の期間繰り返される検査であり，治療そのものよりも辛い経験となる可能性がある．最初の1年間には10～15回のマルクやルンバールが行われる．その際覚醒下で抑えつけられたり，不十分な鎮静・鎮痛であったりすると患児の受ける精神的ダメージは大きく，患児は容易にトラウマに陥る．検査の時期を告げられると患者は検査前からうつ状態になる，という．

A マルクとルンバールとでどちらが痛みや恐怖感が強いか？またその痛みの強さはどのくらいか？

1～18歳までの73人を対象に，5歳未満児は親の判断で，それより年長児は自分の判断で痛みと恐怖感を0から5の6段階の顔スケールにより処置終了後1時間以内に点数を付けさせた[1]．鎮静薬を使用せず EMLA（鎮痛）クリームのみを1時間前に貼付した症例群が最も覚醒下に行う検査の状況に近いと思われるが，マルクのほうが痛み，恐怖感とも強く，それぞれ6段階

Ⅱ 各論

● 表1 ● ルンバールとマルク後の痛みと怖さスコア[1]

	平均患者年齢	平均痛みスコア	平均恐さスコア
ルンバール			
鎮痛クリーム	8.5	2.4	2.9
ミダゾラム＋鎮痛クリーム	5.5	2.4	2.7
プロポフォール＋フェンタニル	6.1	0.4*	1.4*
マルク			
鎮痛クリーム	7.3	3.5	3.3
ミダゾラム＋鎮痛クリーム	7.2	3.3	3.0
プロポフォール＋フェンタニル	7.7	0.5*	1.2*

*$p < 0.001$

中 3.5 と 3.3 だった．ルンバール時は 2.4 と 2.9 だった．興味深いことはルンバール時は痛みより恐怖感が強いことで，検査が子どもから見える範囲で行われるものではなく，背部からアプローチされることに対する強い恐怖感の表れだと思われる．またマルクは針を刺すときだけでなく骨髄を吸引されるときも強い不快感があるとされているため，短時間の検査ではあるものの深い鎮静と鎮痛が必要となる．

B マルク・ルンバール時に望まれる鎮静・鎮痛法

検査に対する激しい嫌悪感から検査実施前より悪心嘔吐を繰り返す児もあり，鎮静薬に絶対的に必要となる作用は，健忘作用と悪心嘔吐予防作用である．嫌な経験を記憶から完全に消すことによって次回の検査に対しての嫌悪感や恐怖感もなくなるため第 1 回目の検査時から積極的に適正な鎮静・鎮痛薬を使用することが推奨される．さらに食事も含めた病棟や院外での通常生活に早く戻ることができるよう覚醒までの時間を早くコントロールするこ

とも重要である．表1に示すように麻薬を使用すれば患者の感じる痛みと恐怖感をかなり減少させることができる．しかし麻薬は検査後にかえって悪心，嘔吐を引き起こし，覚醒遅延も引き起こす可能性がある．また使われることの多いケタミンは年長者では検査後めまいや嘔吐を引き起こす可能性があり普段の食生活に戻るまで時間を要することがある．私たちは今現在は穿刺時に体動は少々あっても構わないが検査中の意識を完全になくし，記憶として残さないことを第一目標としている．当初麻酔科医にマルクの鎮痛・鎮静を依頼された際には「麻酔」と同様に考え，体動があってはならないと考え鎮痛目的に麻薬を使用していた．しかし検査後の覚醒が悪く，また悪心嘔吐も出現することから患者のqualityが下がる．そこで現在鎮痛には50〜70％の亜酸化窒素と局所麻酔薬を，そして鎮静には抗嘔吐作用をもつプロポフォールを用いるようにしている．検査後に穿刺部位の痛みを訴えることはあまりない．

C 文献上使用されているマルク・ルンバール時鎮静・鎮痛薬

　鎮静薬としてプロポフォール，鎮痛薬としてオピオイドが選択されている論文が多い．鎮痛薬としてのオピオイドにはフェンタニルとレミフェンタニルが用いられているが，マルク，ルンバールいずれにしても検査時間は短いことから1回投与のみが多い．ただしレミフェンタニルには強い呼吸抑制作用がありその使用に慣れていないものが手術中以外に安易に用いる薬剤ではない．Holdsworthら[1]はフェンタニル$0.25 \sim 1.0 \mu g/kg$（最大$50 \sim 75 \mu g$）をプロポフォール投与前に，またHollmanら[2]は$1.0 \mu g/kg$をやはりプロポフォール投与前に投与している．また呼吸抑制が強いレミフェンタニルをKeidanら[3]は$0.15 \mu g$ボーラス投与後$0.1 \mu g/kg/min$で持続投与した．プロポフォール単独投与群に比べて，レミフェンタニルとプロポフォールの併用群のほうが有意に，呼吸回数が10回以下または酸素飽和度が90％以下を呈した症例数が多かったことを報告している．Hayesら[4] $2mg/kg$プロポフォールと$1.5 \mu g/kg$レミフェンタニル投与群での無呼吸時間は平均110秒と，$4mg/kg$プロポフォールと$0.5 \mu g/kg$レミフェンタニル群での73秒に比べて有意に長いことを報告しており，レミフェンタニルの強い呼吸抑制作

Ⅱ　各論

用をうかがい知ることができる．麻酔科医以外が使用するのは不向きな麻薬である．

D　静岡県立こども病院での鎮静・鎮痛薬

　我々が重要視していることは健忘であって，検査後に全く記憶として残さないことを目標としている．したがって深鎮静とし，穿刺直前には睫毛反射が失われていることを確認し，検査を開始するようにしている．鎮痛薬としては，70％の亜酸化窒素吸入とpHを補正したリドカインの皮下注を用いている．小児処置時の亜酸化窒素使用に関しては本書「亜酸化窒素を用いた鎮痛」の稿を参考にして欲しい．マスクによる70％亜酸化窒素吸入の際に興奮したり，気持ちの悪さを訴えたり，マスクに対する強い嫌悪感をもつ患児にはプロポフォールによる就眠後吸入させている．なお中心静脈ラインがある場合には問題ないが，末梢静脈ラインを新たに取らなければならない場合には吸入麻酔薬によって就眠してからか，覚醒下で取るのかは患者や患者家族と相談すべきである．吸入麻酔薬を用いて就眠した場合には末梢静脈ライン確保後直ちに吸入麻酔薬の投与を中止し，酸素，亜酸化窒素のみとし，その後プロポフォール投与を開始する．ただ覚醒状態下でプロポフォールを末梢静脈から静注しようとするとプロポフォールの血管痛によりほとんどの患者が泣くほどの強い痛みを訴えてくる．したがって就眠するときにだけチオペンタールを用いるのも一法である．

　プロポフォール静注後骨髄穿刺針ならびにルンバール針穿刺部位にリドカインを皮下注するが，可能な限り細い針を用いる．その際多少の体動は容認する．しかしリドカイン注入時にはその注入時痛によりもっと激しい体動が起こる可能性がある．リドカインの強い酸性度によると考えられている[5]．そこでリドカインと$NaHCO_3$とを10：1で混合した局所麻酔薬を使用すると，pHは上昇し，7.4以上になるためかリドカイン注入時の体動はほとんど生じない．骨膜まで局所麻酔薬を浸潤させるようにしているが，年長児の場合，皮下注に用いた細い針では骨膜まで達しないこともあり，長い針に代え，先に局所麻酔薬を浸潤させた部位より骨膜まで浸潤させるようにしている．

● 表2 ● 1% lidocaine に NaHCO₃ を加えた際の pH と浸透圧の変化[5]

	pH	浸透圧
1% lidocaine	4.95	70
1% lidocaine (20万倍アドレナリン含有)	3.76	273
1% lidocaine + NaHCO₃*	7.54	230
1% lidocaine (20万倍アドレナリン含有) + NaHCO₃	7.39	406

＊10mL のリドカインに対し 1mL の NaHCO₃ を加える

● 表3 ● pH 調整リドカインの局注後点滴施行時の VAS スコアの変化[6]

	VAS スコア	p
リドカインなし	4.4	p = 0.02
0.3mL 調整リドカイン局注	2.3	

8〜15歳の小児を対象に pH を調整したリドカイン 0.3mL を 27G 注射針で点滴部位にあらかじめ局注しておき，1分後に点滴を施行した．その際の痛みを VAS スケールで調べた報告がある[6]．なにも使用しない際の 4.4 に比較して NaHCO₃ 含有リドカインを局注した場合には 2.3 と有意に低下した．この報告のように pH 調整リドカインは有効であることから特にマルク穿刺前に使用することを推奨する．

E　プロポフォール投与の実際

鎮静薬としてプロポフォールを用いているが，低年齢児では高年齢児より kg 当たりの投与量は多くなる．細胞外液量の多い低年齢児では初回に標準的に総量で 2mg/kg 使用するが，それも titration（滴定）により投与していく．寝入ったところで注入を終了するが，時に 2mg/kg を超えることも，またそれより少ない量で就眠することもある．いずれにしても投与速度を速くすると呼吸を止める可能性が高くなるためゆっくり投与するようにして

いる．呼吸が止まった場合にはもちろんバッグ＆マスクによって呼吸補助する．その後局所麻酔薬投与時や骨髄針の穿刺時に大きな体動を生じるようであれば1mg/kg程度のプロポフォールを追加静注する．プロポフォールの持続静注も可能である．局所麻酔薬の局注時にはほとんどの症例で少なからず体動があるため，介助者にはあらかじめ手足，体を抑制するように言っておく．回復は早いが1時間の回復時間をとり退出させる．経口摂取許可もMRI時と同様に，本人が欲すれば鎮静終了1時間後に許可する．

　鎮静薬としては，覚醒の質，検査後悪心・嘔吐頻度の少なさを考慮するとプロポフォールが第一選択だと考えている．

■文献

1) Holdsworth GA, Schultz MM, Eickhoff JC, et al. Pain and distress from bone marrow aspirations and lumbar punctures. Ann Pharmacother. 2003; 37: 17-22.
2) Hollman GA, Shultz MM, Eickhoff JC, et al. Propofol-fentanyl versus propofol alone for lumbar puncture sedation in children with acute hematologic malignancies: Propofol dosing and adverse events. Pediatr Crit Care Med. 2008; 9: 616-22.
3) Keidan I, Berkenstadt H, Sidi A, et al. Propofol/remifentanil versus propofol alone for bone marrow aspiration in paediatric haemato-oncological patients. Paediatr Anaesth. 2001; 11: 297-301.
4) Hayes JA, Lopez AV, Pehora CM, et al. Coadministration of propofol and remifentanil for lumbar puncture in children. Anesthesiology. 2008; 109: 613-8.
5) Martin AJ. pH-adjustement and discomfort caused by the intradermal injection of lignocaine. Anaesthesia. 1990; 45: 975-8.
6) Klein EJ, Shugerman RP, Leight-Taylor K, et al. Buffered lidocaine: Analgesia for intravenous line placement in children. Pediatrics. 1995; 95. 709-12.

〈堀本　洋〉

3 新生児・乳児期早期鎮静方法

◆ポイント◆

- 新生児，乳児期早期の検査時睡眠導入は Feed and wrap 法が第一選択となるべきである．
- トリクロホスナトリウム，抱水クロラールが静注鎮静薬に比べ安全という考え方は間違いである．
- より安全な検査を施行するために，小児領域における鎮静のガイドライン作成が望まれる．

はじめに

NICU には様々な画像検査を必要とする疾患の新生児が入院する．また，退院前評価の一環としての検査も多い．ここでは主に NICU 入院児の画像検査時鎮静について述べたい．

A Feed and wrap 法

NICU に入院した低出生体重児，仮死後の児などでは頭部 MRI や ABR などを退院前検査としてルーチンで行っている施設が多い．しかし新生児，乳児期早期の薬物による鎮静は呼吸抑制をきたしやすく，特に安全が求められるスクリーニング目的の検査では薬物を使用しない方法が第一選択となるべきである．「Feed and wrap」法は薬物を使用せず，十分量の哺乳後に暖かくくるんで入眠を促す方法で，つまり鎮静ではなく自然睡眠で，一般的には 3 カ月以下の児に対して行われている（図 1）．検査前のミルク時間を調節し，十分量哺乳させ，その後暖かくくるむと穏やかに入眠し，支障なく検査を行える．標準プロトコールは，「検査開始の 60 〜 30 分前に空腹となるように半日前くらいからミルク時間を調節する．検査 30 分前に哺乳させ，暖かいバスタオルでくるむ」だけである．特に時間のかかる画像検査でなけ

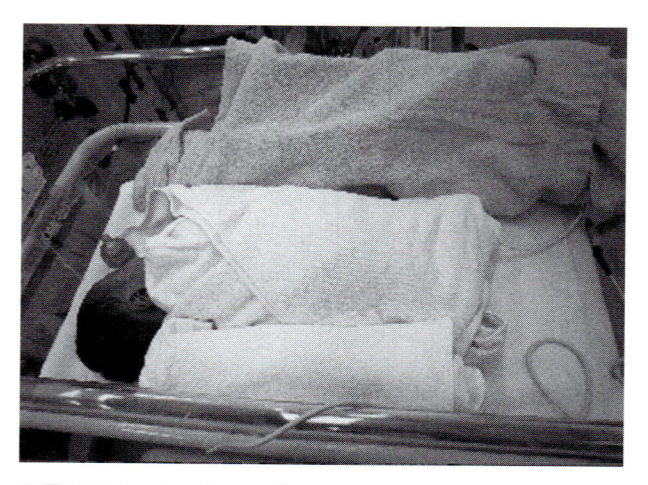

●図1● Fead and wrap 法

れば，これだけでほとんどの児で検査可能である．この方法で89％の新生児で検査可能であったと報告されている[1]．実際，当院 NICU での退院前頭部 MRI 検査でも9割以上で検査可能である．普段の児の入眠リズムを観察することにより，より遂行率を上昇させることができる．1回目で検査不可能であった場合，当院では日を改めて，再度 Feed and wrap 法をトライするか，もしくはトリクロホスナトリウムシロップ使用で行っている．特にスクリーニングの画像検査では，呼吸抑制からの低換気のような生命を脅かすような合併症は許されない．各部署の理解と協力が不可欠ではあるが，新生児，乳児期早期の検査時睡眠導入は Feed and wrap 法が第一選択となるべきであり，その遂行率も十分許容できるものと考える．

B トリクロホスナトリウム，抱水クロラール

Feed and wrap 法で検査が不可能な場合，トリクロホスナトリウムや抱水クロラールの使用を考慮する．これらの薬剤が静注鎮静薬に比べ安全という考え方は間違いである．成人での半減期は8時間程度とされているが，早期産児で40時間，満期産児で30時間というデータもあり[2]．このことは，検査後，長時間の観察が必要であることを意味する．

標準投与量はトリクロホスナトリウム 50 〜 100mg/kg,抱水クロラール 20 〜 50mg/kg である.当院では,抱水クロラール坐薬の量を調節したい場合,坐薬内の液体を抽出し,適当量をネラトンカテーテルを使用して注腸投与を行うこともある.

これらの薬剤は乳児を含めた小児でよく使用されているが,「作用発現が遅いこと」「長時間作用性であること」「高頻度の有害作用」から他の薬剤よりも好ましくないという結果がでてきており[3],また,その発がん性から全く使用していない国もある.わが国でも,その使用は今後,制限されるかもしれない.そういったことも踏まえ,安易な使用は避けるべきである.

C 静注鎮静薬

小児の検査時鎮静薬として何がベストであるかについて未だ明確な見解はなく,新生児に関してはなおさらである.小児における検査時鎮静の有害作用の発現率は,短時間作用型バルビツレート系薬剤で 5%,ミダゾラムで 7%,プロポフォールで 2%,デクスメデトミジンで 1% という報告はある[4-6].主な有害作用は一過性の低酸素,無呼吸である.

D その他

新生児は,新生児というだけで ASA(アメリカ麻酔科学会)分類クラス 2 であり,長時間の検査,気道に懸念のある児などプラスアルファの懸念がある場合は麻酔科医による鎮静を考慮すべきである.

おわりに

新生児,乳児の画像検査を安全に行うには麻酔科医,技師,看護師の理解と協力が不可欠である.しかし,多忙を極める一般病院ではそれが難しいのが現状であろう.そのなかで,最小限,遵守すべきことは,薬剤を用いた鎮静を行う場合はその投与方法がいかなるものであれ,必ず,①患者の観察のみを行う医療従事者(蘇生に対応できる者)が付き添うこと,②モニター管理,③蘇生器具の準備の 3 つである.これはすべての年齢の子どもの検査で共通である.そして,覚醒後の意識清明な状態に戻るまでの注意深い観察が

必要である．

　問題が起こらずに検査ができることがほとんどではあるが，繰り返しになるが，検査で生命が脅かされるような事故は許されないことを肝に銘じて，検査の適応，鎮静について考える必要がある．

　新生児，乳児はもとより小児一般の鎮静も各施設それぞれ，慣れた薬剤，独自の方法で行っているのが現状である．より安全に検査を施行するためには，小児領域における鎮静のガイドラインの作成が望まれる．

■文献

1) Bracken J, Heaslip I, Ryan S. Chloral hydrate sedation in radiology: retrospective audit of reduced dose. Pediatr Radiol. 2012; 42: 349-54.
2) 高橋孝雄, 津崎晃一, 監訳. 小児のセデーションハンドブック. 東京: メディカル・サイエンス・インターナショナル; 2000. p.272-3.
3) Macias CG, Chumpitazi CE. Sedation and anesthesia for CT: emerging issues for providing high-quality care. Pediatr Radiol. 2011; 41 Suppl 2: 517-22.
4) Baxter AL, Mallory MD, Spandorfer PR, et al. Etomidate versus pentobarbital for computed tomography sedations: report from the Pediatric Sedation Research Consortium. Pediatr Emerg Care. 2007; 23: 690-5.
5) Mason KP, Prescilla R, Fontaine PJ, et al. Pediatric CT sedation: comparison of dexmedetomidine and pentobarbital. AJR Am J Roentgenol. 2011; 196: W194-8.
6) Singh R, Kumar N, Vajifdar H. Midazolam as a sole sedative for computed tomography imaging in pediatric patients. Pediatr Anesth. 2009; 19: 899-904.

〈伴由布子〉

4 亜酸化窒素を用いた鎮痛

◆ポイント◆

- 亜酸化窒素（笑気®）は ER のような手術室外でも有用である．
- 亜酸化窒素は無臭の吸入鎮痛薬でありその適応は広い．
- 70％，3分間吸入により強い鎮痛効果を発揮する．
- 使用する際に絶飲食の有無が嘔吐頻度に影響を及ぼさない．

A 亜酸化窒素の基礎的薬理

　亜酸化窒素は商品名を笑気®といわれ昔は全身麻酔のほとんどの症例で用いられていた．しかしオゾン層を破壊すること，新しい鎮痛麻薬の出現などから全体的な使用頻度は激減している．それに対して小児麻酔領域では亜酸化窒素，揮発性吸入麻酔薬であるセボフルランの併用によるマスク導入は今でも頻繁に行われている．

　亜酸化窒素は無色，無臭の強力な鎮痛作用をもつガスである．麻酔ガスの鎮痛力を表す MAC（痛み刺激を与えた場合に50％の患者が動かない最低肺胞濃度）は105％であるため単独では麻酔（眠り，痛くない状態）とはならず麻酔補助薬として麻酔臨床に用いられていた．少なくとも21％以上の酸素の併用を必要とする．

　動脈血中で90％飽和になるのに15〜20分と速やかに平衡状態に達する．また亜酸化窒素の投与を終了した場合，動脈血中亜酸化窒素の70％は3分でなくなるため影響がなくなるのも早い．そのように吸収も排泄も早いのは血液への溶解度が窒素の31倍も高いからであり，体内での閉鎖腔（例えばイレウス，気胸など）に速やかに入り込み体積を膨張させるため，閉鎖腔があれば亜酸化窒素の使用は禁忌である．また投与終了時直ちに空気のみの吸入にした場合には肺胞内に亜酸化窒素が血中から遊離されるため吸入酸素濃

度は低下する．したがって投与中止後少なくとも5分間は酸素投与が必要となる．

B 亜酸化窒素の使用法

　麻酔時には麻酔器を通して使用する．中央配管されているか麻酔器の後ろにボンベを装着して使用する．中央配管の場合には供給が止まることはほぼないが，ボンベの場合には突然空になる可能性がある．亜酸化窒素はボンベ内に液体で存在するため残量を推し量るのには重量を計測するしかない．麻酔器にはボンベ内圧を示すメーターが存在するが最後は一気にメーターがゼロになるため予備ボンベを常備しておかなければならない．

　ERに麻酔器を整備することが困難な場合には亜酸化窒素50％，酸素50％がプレミックスされた製剤もあり，持続吸入法あるいは間歇吸入法により安全な投与も可能である．

症例：full stomach 患児の導尿時に亜酸化窒素を有効に利用した症例

　4歳1カ月の男児で1週間前に尿道形成術を施行し，尿道カテーテルの抜去時期になったことから午前中に抜去した．昼食を摂った後も自尿が出ない．患児が尿意を訴えたため泌尿器科医が尿道カテーテルを挿入しようとしたが尿道狭窄があることと痛みから本人が暴れることにより何回もトライするが結局入らず，13時15分頃に緊急に麻酔科に尿道カテーテル挿入時の鎮痛・鎮静が依頼された．14時の入室を考慮していたが患児の尿意が強くそれも待てず13時30分に手術室へ入室となった．昼食摂取後約1時間半である．full stomach でもありRSI（rapid sequence induction）も考慮したが，70％亜酸化窒素吸入することにした．母親と一緒に導入したものの患児の不安感は強かった．しかし吸入3分後に尿道カテーテルを挿入した際には多少の体動は認められるものの挿入が困難になるほどでなく，短時間にそして安全に終了することができた．

● 表1 ● 亜酸化窒素吸入濃度と時間と点滴施行時の
親と手術室看護師によるVAS評価[1]

	親	手術室看護師
50% 3 min	2	2
50% 5 min	3	2
70% 3 min	0	0
70% 5min	0	0

C 臨床的適応

　静岡県立こども病院ERでも亜酸化窒素の配管はなく，また小児科医が亜酸化窒素を利用しているのも拝見したことはないが外国のERでは常備，多用されていると聞く．ERでの処置に有用であり亜酸化窒素の吸入濃度を79%以上にすることのないようにさえ気をつければ安全に使用できる．適応は，点滴時の疼痛軽減をはじめ，切創の縫合，骨折整復，関節脱臼整復，腰椎穿刺，骨髄穿刺，膿瘍穿刺，胃管挿入，尿道カテ挿入，また歯科治療時の疼痛緩和である．点滴時の疼痛軽減目的に使用することも非常に有用で70%亜酸化窒素を少なくとも3分間吸入によって患者の親，手術室看護師ともに患者の疼痛レベルはVASで0/10になったと報告されている（表1）[1]．

D 副作用

　慢性的な吸入は造血機能障害を引き起こすことがあり，48時間以上の連続使用は避けるべきである．短時間吸入時にも悪心，嘔吐，めまい，興奮，幻覚，暴れる，眠気，しびれ，脱力感などがある．

E 利点

　亜酸化窒素の利点は痛みを取るほどの濃度を吸入させても意識は失わず鎮静の分類ではdeep sedationになることがほとんどないことである．Bablら[2]はdeep sedationに分類されたのがわずか7%と述べているが，別の分類で「触ったり大きな声によって意識が戻る」のはmoderate sedationに属

II 各論

Fasting time for solids and adverse events
n=218

[棒グラフ: Fasting duration of solids in hours]
- 0-<2: 3, V=1
- 2-<4: 12, V=5
- 4-<6: 13, V=5
- 6-<8: 5, V=4
- 8+: 2, V=0

Fasting time for liquids and adverse events
n=179

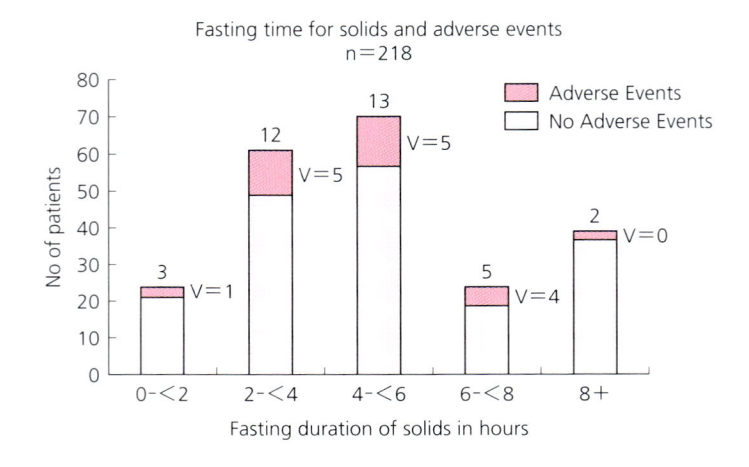

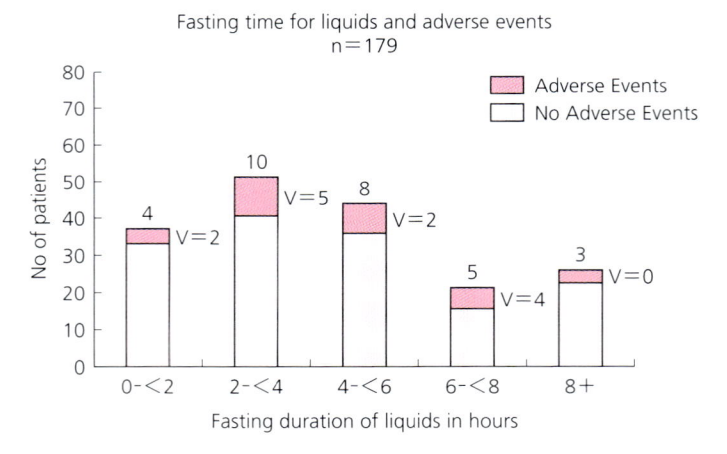

[棒グラフ: Fasting duration of liquids in hours]
- 0-<2: 4, V=2
- 2-<4: 10, V=5
- 4-<6: 8, V=2
- 6-<8: 5, V=4
- 8+: 3, V=0

●図1● 上段が絶食後の時間と「V」で表された嘔吐との関係
下段は絶飲時間と嘔吐の関係[2]

するため「痛み刺激でようやく反応する」deep sedation はわずかに1%であった．他の研究者らによっても0.33%から2.1%である．したがって，たとえ嘔吐が起こったとしても moderate sedation であれば反射，呼吸機能は保たれており，誤嚥することはほとんどなく，絶飲食の守ることが厳しいERでの鎮痛薬としてかなり有用であると考えている．

図1はBablらの研究であるが，絶食，ならびに絶飲時間の長短と嘔吐の頻度とに関係なかった．

■**文献**

1) Furuya A, Fukao T, Suwa M, et al. The effective time and concentration of nitrous oxide to reduce venipuncture pain in children. J Clin Anesth. 2009; 21: 190-3.
2) Babl FE, Puspitadewi A, Barnett P, et al. Preprocedural fasting state and adverse events in children receiving nitrous oxide for procedural sedation and analgesia. Pediatr Emerg Care. 2005; 21: 736-43.

〈堀本　洋〉

A 5. 静脈麻酔薬による鎮静, 鎮痛
プロポフォール

◆ポイント◆

- プロポフォールは GABA$_A$ 受容体に作用する鎮痛作用のない全身麻酔薬である. 持続投与により安定した鎮静効果が得られ, 長時間投与しても蓄積性がないため覚醒が早い利点がある.
- 呼吸循環抑制があり, 使用中の呼吸循環のモニターは必須であり, 気道確保器具や輸液などの準備が必要である.
- 小児の MRI 等の長時間の不動化を要する検査時の鎮静/麻酔薬として有用である. MRI 環境でも使用可能な患者モニター, 人工呼吸器, 輸液ポンプなどの装置が必要である.

1. 薬理

　プロポフォールは全身麻酔の導入, 維持および集中治療領域の人工呼吸中の鎮静薬として適応が認められている. 小児集中治療での適応は長時間投与に伴うプロポフォール インフュージョン シンドロームの報告[1]が多数あり, 使用されていない.

　プロポフォールはフェノール骨格をもつ脂溶性薬物であり, 水には溶解しない. プロポフォールの製剤には 1%注射液と 2%注射液があり, 10%濃度の脂肪乳剤を溶媒としている. 成分として 10%大豆油, 1.2%卵黄レシチン, 2.25%グリセリンを含む.

　プロポフォールは催眠薬で鎮痛作用はほとんどない. 作用機序は γアミノ酪酸 (GABA$_A$) 受容体の β サブユニットに結合することにより作用してイオンチャンネルを開口させ, Cl$^-$ 流入を促進して抑制性後シナプス電位を生じさせて催眠を誘導する[2]. N-メチル-D-スパラギン酸 (NMDA) 受容体を抑制し, カルシウムイオンチャンネルのカルシウム流入を修飾することが知られている.

2. 代謝

　プロポフォールは，肝臓においてグルクロン酸抱合，または硫酸抱合によって速やかに代謝され，腎臓から排泄される．プロポフォールの代謝産物には活性がない．血中から組織へ 2 ～ 8 分の分布半減期で急速に分布する．主に肝臓で代謝されるが，クリアランスは肝血流量を上回り，非特異的エステラーゼによる代謝も示唆されている．代謝と再分布による β 相の半減期が 25 ～ 60 分ときわめて短い．長時間持続投与後も，血中濃度が速やかに低下し，鎮静作用が遷延しないことはプロポフォールの最も重要な特徴である．肝不全，腎不全の小児でも安全な投与が可能である．

3. 薬物動態

　プロポフォールの薬物動態には 3 コンパートメントモデルにより説明され，1 歳から 12 歳までの小児では成人に比較して中心分布容積が大きいため，麻酔導入・維持に必要な体重あたりのプロポフォールの投与量が成人よりも多く必要で，クリアランスが早いため，蓄積作用は少ない．

4. 鎮静作用

　鎮静に必要なプロポフォールの量は個体差が大きい．鎮静に適した血中濃度は 0.5 ～ 1.5 μg/mL であり，1.5 ～ 6 mg/kg/hr（25 ～ 100 μg/kg/min）の投与速度に相当する．高い血中濃度では患者は無意識となり，深い鎮静状態を容易に維持できる．低めの血中濃度では，刺激に開眼し，指示に従うことも可能である．

5. 脳代謝・脳循環

　プロポフォールの投与により，脳代謝は用量依存性に低下する．直接の脳血管収縮作用，および脳代謝の抑制により，脳血流量は減少する．脳血流の自己調節能，二酸化炭素反応は保たれる．抗けいれん作用もある．

6. 呼吸器への影響

　プロポフォールは用量依存性に気管支拡張症をもつので，気道過敏性があ

る患者の挿管ストレスを軽減するのに有利である．プロポフォールは高二酸化炭素血症，および低酸素血症に対する換気応答を抑制し，1回換気量，分時換気量，吸気流速を減少させ PCO_2 を上昇させるので換気補助が必要となることがある．また上気道の筋緊張を抑制し，気道反射も抑制するので気管挿管や声門上器具（supraglottic airway device：SAD）の挿入など確実な気道確保が必要となることがある．

7．循環作用

プロポフォールの血圧低下作用は強い．特に循環血液量が減少した症例や，交感神経緊張によって循環を維持している症例では，循環抑制のために，鎮静に必要な量を投与できないこともある．したがって，ボーラス投与を行うときには慎重な投与が必要である．血圧低下作用は直接的な血管拡張作用と心収縮力抑制の両方が関与している．またプロポフォールは交感神経抑制作用を示し，血管拡張に加え，心拍数を減少させ，刺激伝導系も抑制する．

8．肝臓，腎臓

プロポフォールによる肝腎障害の報告はないが，プロポフォールは尿中への尿酸の排泄が増加し，変色（白色，ピンク色）の尿となる．また，肝硬変患者，腎障害患者でも薬物動態の差はない[3,4]．

9．禁忌および投与注意

1) プロポフォールそのものもしくはその成分（大豆油，卵黄レシチン）などに対して過敏症の既往のある患者
2) プロポフォール インフュージョン シンドローム[1]

臨床症状として原因不明の代謝性アシドーシス，横紋筋融解，高カリウム血症，急性心不全を伴う心筋症などがある．当初小児で報告されたが，その後成人例も報告されている．これまでの研究からミトコンドリアの障害により遊離脂肪酸代謝不全をきたして発症すると考えられている．発症の要因として大量のプロポフォールの長期間使用がある．小児での人工呼吸中の鎮静

目的でのプロポフォール投与は禁忌である．

10. 血管痛

プロポフォールの欠点の1つに血管痛がある．ボーラス投与により，約85％の小児が血管痛を訴えるが，プロポフォール製剤のなかで長鎖と中鎖とのトリグリセリドの混合した新しい製剤では血管痛を61％まで減らすことができている．血管痛への対策として，①なるべく太い血管に静脈確保して投与を行う，②ゆっくり投与行う，③0.5～1.0mg/kgのリドカインを投与直前に投与するなどの方法がある．

11. 注意点

プロポフォール製剤には防腐剤が含まれておらず，脂肪乳剤のため汚染されると細菌が繁殖し，重篤な感染症を起こすことがある．開封後は無菌的に取り扱い，直ちに使用を開始する．投与に使用した注射器，チューブ類および残液は投与開始後12時間で破棄する．

12. プロポフォールによるMRI検査麻酔の実際

MRI検査は痛みを伴うものではないが，ノイズのない画像を得るために長時間にわたり体動をなくす必要がある．国立成育医療研究センターにおける調査では2009年度のMRI検査のうち45.4％は無鎮静で，45％が主治医による鎮静で主にトリクロリール内服であり，9.6％が麻酔科医によるセボフルラン吸入およびプロポフォールの持続静注による麻酔管理で行われていた．全身麻酔管理下のMRI検査のときにはアメリカ麻酔科学会[5]，日本麻酔科学会の絶飲食ガイドライン[6]に従って検査前の経口摂取制限を行う（表1）．

MRIの環境下で使用できる医療機器は限定されている．MRI対応のパルスオキシメータや患者監視装置（心電図，自動血圧計，観血的血圧，酸素飽和度，呼気炭酸ガス，体温）（図1）麻酔器，人工呼吸器（図2），専用輸液ポンプ（図3）など種類が限定されている（表2）．検査中の患者のモニタリングは患者監視装置の外部出力および患者のビデオカメラ画像で操作室より

監視する．それ以外の物を MRI 室に持ち込むことは危険を伴うため，室外でのみの使用となる．また通常の心電図ケーブルやパルスオキシメータセンサーは火傷の原因となるため，取り外す必要がある．体の一部が接触することによりループをつくり火傷を起こすこともあるため注意する．

MRI 麻酔中の気道確保については，気管挿管，ラリンジアルマスク（声門上器具）挿入，鼻カニュラによる自然気道の 3 種類の方法がある．気管挿管は誤嚥のリスクのある症例や救急や ICU ですでに挿管されている症例

● 表 1 ● 術前絶飲食時間

摂食物	絶食時間（時間）
清澄水	2
母乳	4
人工乳，牛乳	6
軽食（牛乳 1 本とパン 1 枚程度）	6

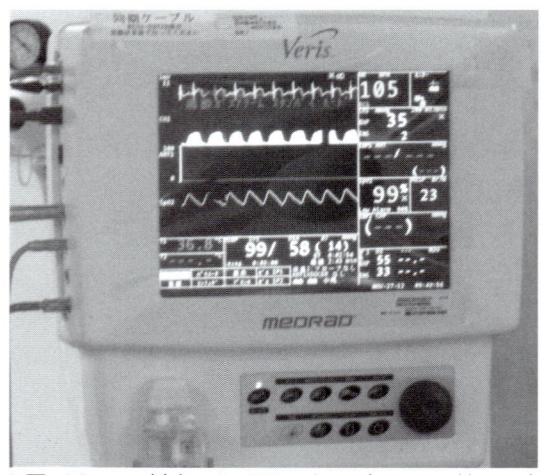

● 図 1 ● MRI 対応マルチモニター（Medrad 社 Veris）
心電図，呼気終末二酸化炭素濃度，酸素飽和度，非観血的血圧，体温を表示．観血的血圧測定も可能．

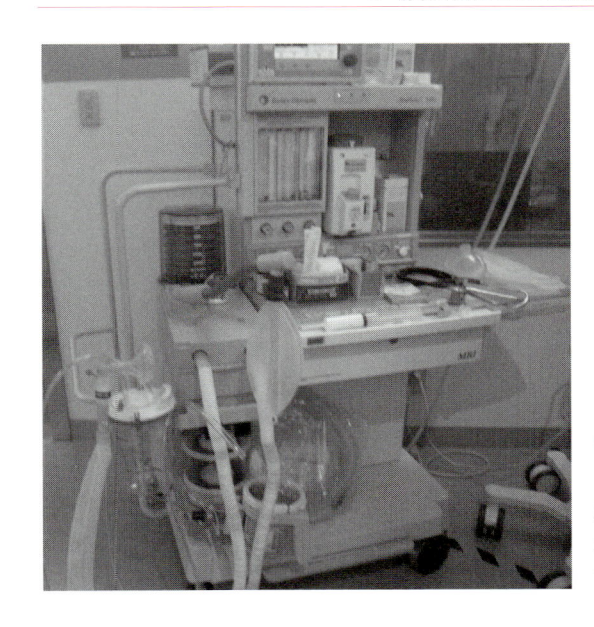

5. 静脈麻酔薬による鎮静、鎮痛　A. プロポフォール

●図 2 ● MRI 対応麻酔器
（GE エスティバ 5/MRI）
麻酔回路はインターサージカル社 300cm の収縮タイプ回路

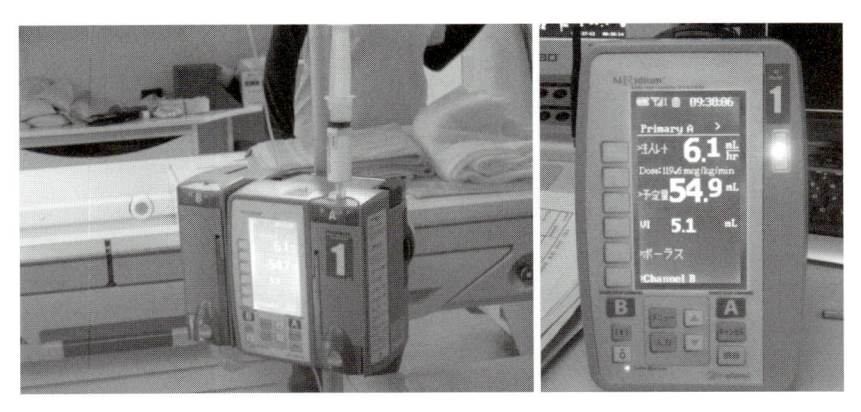

●図 3 ● MRI 対応シリンジポンプ（MRidium 3850）
右は室外リモート操作装置

II　各論

● 表 2 ● MRI 対応の医療機器一覧

機種	商品名	販売会社
パルスオキシメータ	マグライフ・ライト S	シラーメディカル（利康商事）
	モデル 7500FO	スタープロダクト
	Invivo Essential	フィリップス
患者マルチモニター	マグライフ C Plus*	シラーメディカル（利康商事）
	Model 9500**	日本メドラッド
	VerisMR	日本メドラッド
	Invivo Expression	フィリップス
麻酔器	エスティバ/5 MRI	GE Healthcare
人工呼吸器	ケアベント MRI	エアー・ウォーター
	パラパック 200DMRI	日本スミス
輸液ポンプ	Contimuum MRI 室内輸液システム	日本メドラッド
	MRidium 3850, 3860＋	イラディメド社（杏林システマック）

*，**販売中止

　で，我々の施設では約5%である．ラリンジアルマスクを挿入するのは気道閉塞の既往がある睡眠時無呼吸のある症例，中枢性低換気のある症例などで我々の施設では約15%の症例がこれにあたる．そのほかの約80%の症例は自然気道のみでサンプリング付き鼻カニュラ（図4）を装着し，酸素投与を行いながら呼気の二酸化炭素のサンプリングで呼吸モニターを施行している．

　検査前に静脈ルートのない患者では，酸素，セボフルランのマスク麻酔で導入し，静脈ルートを確保後アトロピン0.01mg/kg（最低0.1mg，最大0.5mg）投与し，プロポフォール200μg/kg/minで開始する．その後セボフルランを中止し，CO_2サンプリング用鼻カニュラを装着し，鼻カニュラから酸素を1〜2L/minで投与する．事前に静脈ルートが確保されている症例ではプロポフォール1mg/kgずつ投与し，血圧低下に注意しながら睫毛反射

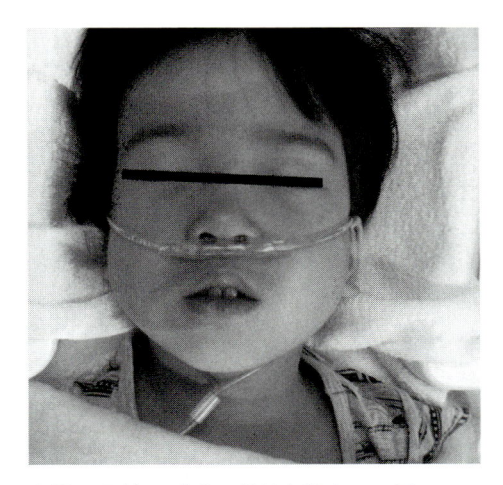

●図4● サンプリング付き鼻カニュラ
向かって左側の鼻孔から呼気炭酸ガスのサンプリングを行い，右の鼻孔から酸素投与

　が消失するまでボーラス投与を行う．その後200〜150μg/kg/minで維持する．呼気の炭酸ガスの波形が十分に表示されないときには，鼻カニュラの位置異常，気道閉塞等を疑い，頭部後屈，下顎挙上などの処置を行う．上気道閉塞症状が改善しない場合はラリンジアルマスクを挿入し，対応する．ラリンジアルマスクはカフ付きでアングルタイプのTOKIBO-Ambuラリンゲルマスク（図5左）がカフのパイロットバルーンに磁性体が含まれていないため，画像に影響せず用いている．i-gel（インターサージカル）（図5右）もカフがなく，サイズ1.5以上であれば，胃管の挿入孔が付いているのでMRI環境下で有用である．
　気管挿管が必要な場合は喉頭鏡など磁性体の物は室内へ持ち込めないため室外での挿管が必要となる．また金属の入ったスパイラルチューブなどは使用できない．通常のカフ付き気管チューブのパイロットバルーンに磁性体が含まれているため，画像に影響しないように固定する必要がある．

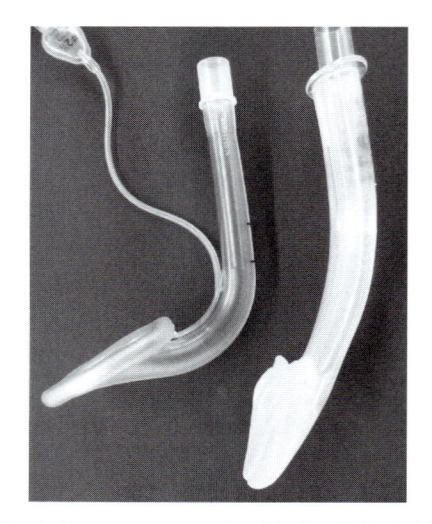

●図5● 左: TOKIBO-Ambu ラリンゲルマスク
　　　　右: i-gel

■文献

1) Bray RJ. Propofol infusion syndrome in children. Paediatr Anaesth. 1998; 8: 491-9.
2) 小田切徹太郎. 麻酔薬の作用機序. 麻酔. 2007: 56 増刊: S1-S5.
3) Servin F, Cockshott ID, Farintti R, et al. Pharmacokinetics of propofol infusions in patients with cirrhosis. Br J Anaeth. 1990; 65: 177-83.
4) Ickx B, Cockshott ID, Barvais L, et al. Propofol infusion for induction and maintenance of anaesthesia in patients with endstage renal disease. Br J Anaeth. 1998; 81: 854-60.
5) Warner MA, Caplan RA, Epstein B. Practice guidelines for preoperative fasting and the use of pharmacologic agents to reduce the risk of pulmonary aspiration: application to healthy patients undergoing elective procedures: a report by the American Society of Anesthesiologists Task Force on Preoperative Fasting. Anesthesiology. 1999; 90: 896-905.
6) 日本麻酔科学会. 絶飲食ガイドライン. http://www.anesth.or.jp/guide/pdf/guideline_zetsuinshoku.pdf

〈鈴木康之〉

B 5. 静脈麻酔薬による鎮静, 鎮痛
バルビタール
(チオペンタールナトリウム, チアミラールナトリウム)

◆ポイント◆

- GABA$_A$ 受容体に作用する鎮静薬で，鎮痛作用はない．
- チオペンタールの静注は鎮静作用に伴い呼吸循環抑制作用があり，呼吸循環のモニタリングおよび呼吸循環管理の準備が必要である．
- 小児においてはチオペンタール 20 ～ 30mg/kg の直腸内投与により 90 ～ 120 分の鎮静が得られる．

1. 薬理

バルビタール系の薬剤は GABA 受容体のサブタイプの 1 つである GABA$_A$ 受容体と結合し，GABA 作用の増強により，あるいは単独で Cl チャンネル開口する．Cl チャンネル開口は細胞膜過分極によるシナプス後抑制を起こし鎮静・催眠作用を惹起する．グルタミン酸，アセチルコリンなどの興奮性神経伝達物質によるシナプス伝導の抑制作用も報告されている．チオペンタールは鎮静，催眠作用のほか，用量依存性に脳代謝を抑制する．脳代謝の減少に伴い，脳血流量と頭蓋内圧が低下する．

2. 作用時間

チオペンタール 3 ～ 5mg/kg のボーラス投与後，15 分から 20 分で覚醒する．この時点では投与量の 18％しか代謝されていない．血中濃度の変化は心拍出量と年齢，体重に影響される．ボーラス投与後の血中濃度の低下は再分布によるが，プロポフォールと比べて少ない．小児での排泄半減期が 6.1 時間と成人の半分であり，クリアランスは成人の 2 倍である．脂溶性が高く，迅速に脳に到達し，催眠をきたす．肝臓で酸化され，不活性化代謝産物となり，腎臓から排泄される．

チオペンタールの入眠量の ED$_{50}$ は成人の 1.3 倍必要である．麻酔導入に必

要な量は新生児で 4 〜 5mg/kg，乳児で 7 〜 8mg/kg，小児で 5 〜 6mg/kg のチオペンタールが必要となる．

3．心血管系への作用

チオペンタールの心血管抑制作用の機序として，血管拡張による前負荷の減少および直接収縮能の低下（陰の変力）作用，交感神経出力の一過性の低下がある．したがって，循環血液量減少の患者に投与すると重大な低血圧を引き起こす．チオペンタールの長時間の持続投与により，心収縮力抑制が認められる．

4．呼吸器系への作用

バルビタールは用量依存性に中枢性呼吸抑制を起こす．チオペンタールの導入量により一過性の無呼吸が 20％の頻度で発生し，1 〜 1.5 分後にその影響は最大となり，15 分後には影響がなくなる．

5．禁忌

①急性間歇性ポリフィリン症：バルビタールは δ-アミノレブリン酸合成酵素を誘導する．急性間歇性ポリフィリン症を増悪し，発作を誘発する可能性がある．
②重症気管支喘息
③ショックや循環不全，心不全患者
④アジソン病
⑤バルビタール酸系薬物に対する過敏症の患者

6．副作用

1）ショック，アナフィラキシー様症状

発疹，呼吸困難，チアノーゼ，血圧低下などのアナフィラキシー様症状が出た場合は，投与を中止し，輸液，アドレナリン等昇圧剤投与などの処置を行う．

2）呼吸停止，呼吸抑制

舌根沈下，喉頭痙攣，気管支攣縮，咳嗽，しゃっくり，無呼吸などを起こすことがあり，気道の確保，酸素投与，筋弛緩薬投与の処置を行う．

3）静脈外漏出による組織壊死

チオペンタール2.5％水溶液はpH 10.5の強アルカリのため，静脈外への漏れは組織壊死を起こすことがあり，また動脈内に誤注入された場合，末梢皮膚の色調変化，浮腫，壊疽などを起こすがある．

7．注意点

①乳児ではチオペンタールの必要量に個人差が大きいことが報告されている．

②気管支喘息患者での使用は禁忌となっている．気道防御反射の抑制がプロポフォールに比べて少ないため，喉頭展開や気管挿管などの刺激によって喉頭痙攣，気管支攣縮を起こしやすいためである．

③PALSプロバイダーの小児心肺蘇生に精通した医師の監督下に使用する．蘇生器具や救急薬剤をあらかじめ用意しておく．

④チオペンタールの投与により呼吸循環抑制が現れることがあるため，呼吸循環のモニターが必要であり，患者が回復するまで監視を継続する．

8．実際の使用方法

1）チオペンタールの静脈内投与

チオペンタール1〜3mg/kgボーラス投与し，その後鎮静の程度を見ながら1〜2mg/kgの追加投与を行う[1]．

2）チオペンタールの直腸内投与法

疼痛を伴わない検査のときに有効である．しかし，呼吸抑制や気道反射の消失を起こすことがあるので，気道呼吸管理の準備は必要である．投与経路は直腸とし，14Frのカテーテル先端を5〜10cm切断し，注射器に接続する．チオペンタールは10％に溶解し，20〜30mg/kg（0.2〜0.3mL/kg）投与する．作用発現に約10分で作用持続時間は90〜120分である[2-4]．

2010年に勝盛らが調査した小児MRI検査の鎮静管理に関する実態調査[5]

によると，バルビタール系が，トリクロホスナトリウム，抱水クロラールに次いで多く，静脈内投与の薬剤としてはミダゾラムよりも頻用されている傾向にあった．

■文献

1) Kain ZN, Gaal DJ, Kain TS, et al. A first-pass cost analysis of propofol versus barbiturates for children undergoing magnetic resonance imaging. Anesth Analg. 1994; 79: 1102-6.
2) Nguyen MT, Greenberg SB, Fitzhugh KR, et al. Pediatric imaging: sedation with an injection formulation modified for rectal administration. Radiology. 2001; 221: 760-2.
3) Okutan V, Lenk MK, Sarici SU, et al. Efficacy and safety of rectal thiopental sedation in outpatient echocardiographic examination of children. Acta Paediatr. 2000; 89: 1340-3.
4) Alp H, Güler I, Orbak Z, et al. Efficacy and safety of rectal thiopental: sedation for children undergoing computed tomography and magnetic resonance imaging. Pediatr Int. 1999; 41: 538-41.
5) 勝盛　宏．小児鎮静を誰が担うか？　小児MRI検査の鎮静管理に関する実態調査．第19回小児集中治療ワークショップ資料集．東京：日本小児集中治療研究会：2011．p. 69-76.

〈鈴木康之〉

C 5. 静脈麻酔薬による鎮静，鎮痛
デクスメデトミジン

◆ポイント◆

- デクスメデトミジンは中枢性α_2アドレナリン受容体を刺激し，睡眠覚醒中枢となる青斑核に作用し鎮静をもたらす．軽度の鎮痛効果を併せもつ．呼吸抑制が少なく使用しやすい薬剤であるが，単剤での鎮静効果は強くない．
- 集中治療室における人工呼吸中および離脱後の鎮静が適応とされていたが，局所麻酔下における非挿管での手術および処置時の鎮静が追加された．
- 循環への影響に注意が必要である．低血圧・徐脈を起こしやすく，特に心拍出量が心拍数依存性である小児においては徐脈に注意が必要である．

1. 特徴

歴史の浅い薬剤であり，1999年にアメリカで使用が開始された．日本では2004年から使用されている．販売開始当初は，適応が集中治療室での人工呼吸管理中および離脱後の鎮静に限られていた．2013年6月より適応が拡大され，局所麻酔下における非挿管での手術および処置時の鎮静に用いることができるようになった．患者の呼吸および循環動態を継続的にモニタリング可能な環境であれば手術室や集中治療室以外でも使用が可能となった．呼吸抑制が少なく使用しやすい薬剤であるが，現在認められた投与量では不十分であり，特に小児においては単剤で十分な鎮静を得るのは困難である．

デクスメデトミジンは軽度の鎮痛効果をもち，術後鎮静や短時間の処置・検査の際の鎮静目的の使用など，適応外での使用も模索されている．またアルコールやオピオイド，ベンゾジアゼピンの離脱症状の治療薬としても期待されている．

2. 薬理

　デクスメデトミジンは$α_2$アドレナリン受容体に選択的に作用する薬剤である．中枢性$α_2$アドレナリン受容体を介して睡眠覚醒中枢である青斑核に作用し，鎮静効果をもたらす．デクスメデトミジンによる鎮静効果は自然睡眠に近く，刺激によって容易に覚醒し，覚醒時の認知機能は維持される特徴をもつ．他の鎮静薬と比べて呼吸抑制が少なく，通常量を超えて投与しても換気は保たれる．血中の二酸化炭素濃度が上昇したときには，自然睡眠と同様に覚醒が起こる．

　デクスメデトミジンは軽度の鎮痛効果をもつが，その効果は青斑核への作用に加えて，脊髄の$α_2$アドレナリン受容体を刺激して痛みの伝達を抑制することにより得られる．

　循環系への影響には注意が必要である．用量依存性に刺激伝導系を抑制し，徐脈や房室ブロックをきたしうる．過量投与による心停止も報告されている．低用量では血管拡張による血圧低下をきたすが，高用量では血管収縮による血圧上昇をきたす．初期負荷投与なしで維持投与から開始することで，血圧の変動や徐脈を予防できる．

　デクスメデトミジンは，投与後速やかに肝臓で代謝され，尿もしくは便中に排泄される．肝障害および腎障害のある患者では効果の増強や遷延が起こりうるので，投与量の調整が必要である．

　他の薬剤との配合変化が少なく使いやすい．現時点ではジアゼパムおよびアムホテリシンB以外との配合変化は指摘されていない．

　長期投与の経験は少ないため，長期投与の際の安全性，中止後のリバウンド現象や離脱症状の有無に関しては今後の調査が待たれる．

3. 使用方法

　添付文書には，$1\,μg/kg$を10分間で投与し（初期負荷投与），続いて$0.2〜0.7\,μg/kg/h$の持続投与を行う（維持投与）とされている．投与開始時の血圧変動や徐脈を避けるために，初期負荷投与を行わず維持投与から開始することもできる．

　当院では人工呼吸管理中の鎮静に加えて，術後鎮静を中心にデクスメデト

ミジンを使用しているが，添付文書の使用量では単剤での鎮静効果は不十分である．1μg/kg/h 程度の高用量の使用や，他の薬剤との併用で対応している．併用する薬剤としてはオピオイド，ミダゾラムが有効である．

　適応拡大により局所麻酔下の処置時の鎮静に使用できるようになったが，初期負荷投与を用いたとしても鎮静効果を発揮するまで時間を要することや，鎮静効果が強くないことから，単剤での使用は難しい．

　海外では，小児の処置や検査の鎮静にデクスメデトミジンが使用されている．単剤での鎮静を行う場合，その使用量は初期負荷投与が 2 〜 3μg/kg，維持投与が 1 〜 2μg/kg/h と日本での使用量に比べて遥かに多い[1-3]．

　デクスメデトミジンは高用量で使用しても呼吸抑制は少ないが，その他の鎮静薬を併用する場合には呼吸抑制を起こしうるので注意する．

　循環系への影響，特に徐脈は用量依存性に起こる．徐脈が起きた際には投与量を減量する．小児では，心拍出量が心拍数に依存しているので徐脈には注意する．重度の徐脈に対してはアトロピンの投与を考慮する．

4．副作用

　血圧変動や徐脈に注意する．脱水やショックなど循環状態が不安定な場合でも，デクスメデトミジン投与により心拍数が抑制され，心拍数上昇が相殺されてしまう可能性がある．循環血液量が不足している場合には血圧低下を起こすこともあり，十分な循環血液量を維持することが重要である．

　青斑核には迷走神経を介したけいれん抑制の働きがあり，デクスメデトミジンは青斑核に作用しけいれん誘発作用をもつ可能性が指摘されている．新生児にけいれんが誘発された報告がある[4]．

■文献

1) Joseph P, Cravero EH, Jeana EH. Pediatric sedation-evolution and revolution. Pediatr Anaesthe. 2011; 21: 800-9.
2) Leonie SU, Matthias SG. Anaesthesia or sedation for MRI in children. Curr Opin Anaesthesiolol. 2010; 23: 513-7.
3) Thomas LS. Sedation and anesthesia issues in pediatric imaging.

Pediatr Radiol. 2011; 41: S514-6.
4) Kubota T, Fukasawa T, Okumura A, et al. Epileptic seizures induced by dexmedetomidine in a neonate. Brain Dev. 2012; in press.
5) Coté CJ, Lerman J, Goudsouzian, et al. Pharmacokinetics and pharmacology of drugs used in children. In: Coté CJ, et al, editors. A practice of anesthesia for intants and children. 4th ed. Philadelphia: Saunders Elsevier; 2009. p. 89-146.
6) Reves JG, Peter SAG, Ricardo MR, et al. Intravenous anesthetics. In: Ronald DM, Lars IE, William LY, et al, editors. Miller's Anesthesia. 7th ed. Amsterdam: Elsevier; 2010. p. 719-68.
7) 稲田英一. 麻酔導入. In: 麻酔への知的アプローチ. 7th ed. 東京: 日本医事新報社; 2009. p 97-108.

〈中村文人　竹内　護〉

D　5. 静脈麻酔薬による鎮静，鎮痛
ケタミン

◆ポイント◆

- ケタミンは鎮静・鎮痛の作用をもつ．創傷処置や胸腔ドレーン留置など体表面の外科的処置の際の鎮静・鎮痛に有効である．
- 呼吸抑制が少なく，上気道閉塞を起こす頻度は低いが，口腔内分泌物を増加させるので上気道閉塞や喉頭けいれんの危険がある．
- 交感神経を刺激し循環抑制の少ない鎮静薬である．
- 脳圧亢進作用およびけいれん誘発作用があるので中枢神経疾患患者への使用には適さない．

1. 特徴

　ケタミンはフェンサイクリジン誘導体の薬物であり，1965年に合成され，1968年に初めて人に使用された．以降，広く臨床に使用されており，小児の鎮静においても代表的な薬剤の1つである．

　乱用された経緯があり日本では2006年より麻薬に指定された．ケタミンはNMDA受容体拮抗薬であり，フェンタニルやモルヒネなどのオピオイドとは薬理学的に異なる．

　ケタミンを上手に使うためには，特徴を十分理解しておく．ケタミンは鎮静と鎮痛効果を併せもつ貴重な薬剤であり，侵襲を伴う処置の鎮静に適している．呼吸および循環系への影響が少ないことも特徴である．

2. 薬理

　ケタミンはフェンサイクリジン誘導体の薬物であり，主にNMDA受容体の阻害を通じて作用を発揮する．

　分子量は小さく，水溶性・脂溶性ともに高いため，投与後速やかに全身に分布する．脂溶性が高いことから，脳血液関門を速やかに越え作用をもたら

す．投与後30〜60秒で効果が発現し，1分後には最大効果をもつ．20分程で鎮静効果は消失する．鎮痛効果はより低い血中濃度で得られ，鎮静効果が消失した後も鎮痛効果が持続する．

投与後，肝臓においてチトクローム P450 により代謝されてノルケタミンとなる．ノルケタミンはケタミンの 1/3〜1/5 程度の作用をもつ．グルクロン酸抱合の後，90％以上が尿中に排泄される．肝障害のある場合には投与量に注意が必要である．ケタミンによる肝障害や腎障害は少ない．

大脳皮質や視床を抑制する一方で，大脳辺縁系はむしろ賦活化する．したがってケタミンは解離性麻酔薬と呼ばれる．大脳を部分的に賦活化するため，けいれんの既往のある場合にはけいれんを誘発する可能性がある．鎮静状態になっても患者は開眼しており，眼球運動や体動があって覚醒しているように見えることがある．

鎮静作用に加えて強い鎮痛効果があり，特に体性痛に対して有効で，創処置やドレーン留置などの鎮静・鎮痛に有効である．

ケタミンは交感神経系を刺激し，脈拍数を上昇させ心拍出量を上昇させる．末梢血管抵抗を上昇させ，血圧を上昇させる．したがって心筋酸素消費量を増加させる．これらの特徴から循環抑制は少ないとされる．しかし心筋細胞には抑制性に作用するため，交感神経が過度に亢進して循環動態を維持している場合や，昇圧剤を使用している場合には血圧低下をきたしうるので注意が必要である．

呼吸抑制は少なく，気道は維持されることが多い．気道反射も保たれる．気管支拡張作用がある．一方，口腔内および気道内の分泌物が増えるため気道閉塞や喉頭けいれんのリスクに注意が必要である．分泌物抑制のためのアトロピン静注の有用性には賛否両論があり[1,2]，当院ではルーチンには使用していない．

3．使用方法

短時間の処置に適している．特に鎮痛作用があるので，侵襲を伴う処置（創傷処置やドレン留置，骨髄穿刺など）の際の鎮静に有用である．脱水・ショックなどで循環動態が不安定な場合や，気管支喘息がある場合にも使用

● 表1 ● ケタミンの使用方法

投与経路	投与量	コメント
静注	1〜2mg/kg	必要に応じて10〜20分後に0.5〜1mg/kgを追加
持続静注	1〜2mg/kg/h	最初に初期量を静注で投与してもよい
筋注	5mg/kg	静脈路のない場合 アトロピンも同時に筋注で投与可能

しやすい.

　静注で使用する場合には1〜2mg/kgを投与する.ケタミンは静注後1分以内に作用を発揮し,眼振が出現する.10〜20分程効果が持続する.必要に応じて0.5〜1mg/kgを追加投与する.静脈路がない場合には5mg/kgを筋注できるが,筋注では長時間にわたり作用が持続するので注意が必要である.アトロピンやミダゾラムと同時に筋注する場合もある[3].静注用の10mg/mL製剤より濃度の高い筋注用の50mg/mL製剤があるので注意する.

　ケタミンのみで鎮静が不十分な場合には,ミダゾラムを併用している.ミダゾラムの併用は,覚醒時の悪夢や幻覚の発生を抑える効果があるとされる.しかしミダゾラムの併用に伴い呼吸抑制や気道閉塞のリスクが増えるので注意を要する.

　使用の際には,口腔内分泌物の除去のために吸引器具を用意しておく.喉頭けいれんなどに備えて,用手的換気ができる準備をしておく必要がある.

　ケタミンは持続鎮静に用いることもできる.初期量を投与後に1〜2mg/kg/hで持続投与を行う.長期使用の場合には,薬剤耐性や中止の際の離脱症状の出現に注意が必要である[3].

4.副作用

　脳血管拡張により脳圧,脳血流量および脳代謝の亢進をきたす.頭部外傷後など脳圧が亢進している場合には使用できない.けいれん誘発作用があり,けいれんの既往がある場合にも使用しない.

　眼内圧を上昇させるため眼外傷や角膜裂傷のある場合には使用しない.

覚醒時に悪夢や幻覚を伴うことがある（覚醒時反応）．しかし覚醒時反応は小児では少なく，とりわけ年少児には少ない．覚醒時には不必要な刺激は避け，自然覚醒を待ったほうがよい．ミダゾラムを併用することで覚醒時反応を減らすことができるといわれている．

肺動脈圧の上昇が指摘されているが，換気が適切に維持できていれば臨床的には問題ないので，酸素化と換気の維持に注意する．

■文献

1) Kye YC, Rhee JE, Lee JH, et al. Clinical effects of adjunctive atropine during ketamine sedation in pediatric emergency patients. Am J Emerg Med. 2012; in press.
2) Brown L, Christian KP, Green SM, et al. Adjunctive atropine is unnecessary during ketamine sedation in children. Acad Emerg Med. 2008; 15: 314-8.
3) Yaster M, Easley RB, Brady KM. Pain and sedation management in the critically ill child. In: Nichols DG, editor. Roger's textbook of pediatric intensive care. 7th ed. Philadelphia: Lippincott Williams & Wilkins; 2008. p. 136-65.
4) Joseph P, Cravero EH, Jeana EH. Pediatric sedation-evolution and revolution. Pediatr Anaesthe. 2011; 21: 800-9.
5) Leonie SU, Matthias SG. Anaesthesia or sedation for MRI in children. Curr Opin Anaesthesiolol. 2010; 23: 513-7.
6) Thomas LS. Sedation and anesthesia issues in pediatric imaging. Pediatr Radiol. 2011; 41: S514-6.
7) Coté CJ, Lerman J, Ward RM, et al. Pharmacokinetics and pharmacology of drugs used in children. In: Coté CJ, et al, editors. A practice of anesthesia for intants and children. 4th ed. Philadelphia: Saunders Elsevier; 2009. p. 89-146.
8) Reves JG, Peter SAG, Ricardo MR, et al. Intravenous anesthetics. In: Ronald DM, Lars IE, William LY, et al, editors. Miller's Anesthesia. 7th ed. Amsterdam: Elsevier; 2010. p. 719-68.
9) 稲田英一．麻酔導入．In：麻酔への知的アプローチ．7th ed. 東京：日本医事新報社；2009．p. 97-108.

〈中村文人　竹内　護〉

A 6. 経口・注腸鎮静薬の使い方
トリクロホスナトリウム
（トリクロリール® シロップ 10%）

◆ポイント◆

トリクロホスナトリウム（トリクロリール® シロップ 10%）と抱水クロラール（エスクレ® 坐剤）のポイント

- トリクロホスナトリウム（トリクロリール® シロップ 10%）と抱水クロラール（エスクレ® 坐剤）は肝臓で代謝され同様の代謝産物トリクロロエタノールとなり薬効を示す．追加投与の場合は過量投与とならないように注意！
- 18 カ月未満の児では，鎮静成功率 95%の便利な鎮静薬である！
- 気道閉塞や循環抑制の可能性がある限り，絶飲食は守ろう！
- 経口・注腸鎮静薬だからといって，患者の呼吸や循環の観察を怠らない！
- 成人では 8 時間の半減期も，新生児では 30 〜 40 時間！！！ 鎮静後もしっかりモニタリングを！

はじめに

抱水クロラールは古くから用いられてきた催眠薬であるが，その味とにおいおよび製剤化に難点があった．抱水クロラールは肝代謝されトリクロロエタノールとなり催眠作用を呈することから，トリクロロエタノールをリン酸でエステル化したナトリウム塩，トリクロホスナトリウムを開発した[1]．抱水クロラールとトリクロホスナトリウムは，睡眠導入時間において同等の効果を認められている[2]．トリクロホスナトリウムはオレンジの香りで，小児でも服用しやすく，また副作用が少ないとされており小児科医が最もよく使用する鎮静薬の 1 つである．

II 各論

1. 組成（図1）
分子式　$C_2H_3Cl_3NaO_4P$，分子量　251.37

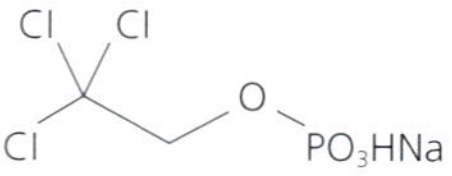

図1

2. 作用機序
　胃粘膜で吸収され，抱水クロラールと同様に，肝臓でトリクロロエタノールとトリクロロ酢酸に加水分解され，薬効を示す．消化管刺激性は，抱水クロラールより低い．血液脳関門，血液胎児関門を通過する．

3. 代謝
　トリクロホスナトリウムは投与後，ほとんどが速やかに肝臓でアルコール脱水素酵素によってトリクロロエタノールとさらに酸化されたトリクロロ酢酸に代謝され薬効を表す．活性代謝産物のトリクロロエタノールの半減期は8.2時間である[3]．

　トリクロロ酢酸は，遊離型および抱合型トリクロロエタノールとともに，グルクロン酸抱合を受け尿中および胆汁に排泄される．

4. 適応
　①催眠
　②検査時の鎮静
　③抗けいれん

5. 用法・用量・投与経路
　①**作用発現は 30 〜 60 分，作用持続時間は 2 〜 8 時間**．投与後1時間で最高血中濃度となる．
　②トリクロホスナトリウム代謝物のトリクロロエタノールの量は，抱水クロラールの1.5倍であり，抱水クロラールに比べてやや薬効は高い．

③用量：20〜80mg/kg（シロップとして0.2〜0.8mL/kg）．上限投与量2g（シロップとして20mL）．
④投与経路；経口投与
⑤5分以内に嘔吐した場合は，初回量を再投与する．
⑥投与後20〜30分経過しても眠らない場合は，初回投与量の半量以下で追加投与する．

6．絶飲食

鎮静後の呼吸抑制や嘔吐の可能性が残る限り新生児・幼児においても必要である．
<u>直前にミルクで満腹にさせて鎮静薬を投与するのは絶対禁忌</u>である．
清澄水は鎮静2時間前まで，母乳は4時間前，人工乳・牛乳・固形物は6時間前まで摂取可能である[4]．
したがって緊急の絶飲食ができていない鎮静の場合は，麻酔科管理の全身麻酔が好ましい．

7．観察・モニタリング・準備備品

「検査時における鎮静・催眠」の場合，協力が得られない小児では，いわゆるdeep sedation（深鎮静）が必要となる．そのため初回投与で効果がない場合は，良好な鎮静が得られるよう追加投与が必要となることもしばしばである．深鎮静時には，呼吸の観察，経皮的動脈血酸素飽和度モニタリングが最低限必要である．外来や病棟から離れた検査室では，モニタリングをはじめ，気道確保物品や吸引，蘇生薬などが十分に備えられていないことも多く，鎮静を行う場合にはあらゆる場面を想定し，マンパワーを含め準備をしなければならない．2006年，アメリカ小児科学会から，鎮静ガイドラインが発表されている．準備や方法，スタッフのトレーニングに関して具体的に作成されているため参考にしたい[5]（表1）．

II　各論

● 表1 ● 小児鎮静ガイドライン概要 2006
American Academy of Pediatrics & American Academy of Pediatric Dentistry

・医療従事者の監督なく，鎮静薬投薬はしない！
・鎮静前に慎重に身体評価する
・適切な絶飲食を行う
・気道閉塞のリスクを増大させる大きい扁桃や，気道の解剖学的異常を評価しておく
・鎮静薬の薬力学・薬動態学の十分な理解，および患者を蘇生できる気道管理の訓練と技術が必要である
・年齢や大きさに合わせた気道管理と静脈確保の備品準備
・適切な鎮静薬と拮抗薬の準備
・患者の処置とモニタリングを行うのに十分なスタッフを確保する
・鎮静中・鎮静後の適切な身体モニタリング
・回復室に備品とスタッフを準備しておく
・退室する前に，鎮静前の意識レベルに回復すること
・適切な退院指導を行う

① 観察：呼吸状態，顔色，体動（不随意運動）
② モニタリング：経皮的酸素飽和度，非観血的血圧測定（5分毎），できれば呼気炭酸ガスモニター・心電図・体温計（新生児・幼児・重症心身障害児など体温低下/上昇をきたしやすい児）
③ 準備備品：酸素，空気（新生児や肺血流が増加しやすい心疾患などに使用），あれば O_2/Air ブレンダー，フェイスマスク/鼻カヌラ，ジャクソンリース回路＆麻酔マスク，嘔吐した場合にしっかり吸える太い吸引チューブ，気管内吸引チューブ，呼吸不全の可能性があれば声門上デバイスや気管チューブなど気道確保物品．
④ 記録：患者情報，投薬量・時間，モニタリングの記録を行う．

8. 副作用

　覚醒遅延，呼吸抑制，悪心嘔吐，気道防御反射低下・消失，誤嚥，胃・食道炎，下痢，循環抑制（低血圧・徐脈）頭痛，見当識障害，抑うつ，めまい，発疹．

強力な呼吸抑制はないが，意識消失や頸部屈曲による上気道閉塞に伴う低換気・酸素飽和度低下を起こしうる．自然睡眠に比べ，わずかに呼吸抑制・血圧低下を示す．脳波への影響はほとんどない．

オピオイド，中枢神経系抑制薬，アルコールにより鎮静・循環抑制が増強される．

新生児・高齢者では，鎮静や循環抑制作用が増強する．新生児における半減期は 30 〜 40 時間で，乳幼児期以降の 8.2 時間と比べて著しく長いため慎重投与が必要である．

抗凝固薬服用中はトリクロロエタノールが抗凝固薬の蛋白結合と競合して遊離型を増強し，抗凝固薬の薬効を増強する可能性がある．

血液脳関門，血液胎児関門を通過する．また胎盤通過性があり，母乳にも分泌されるとの報告もある[6]．

9．様々な報告から

海外では，トリクロホスナトリウムの使用はきわめて報告が少ない．

① Bhatnagar は，小児歯科領域における鎮静で，トリクロホスナトリウム，ミダゾラム，トラマドールを比較研究し，ミダゾラムが入眠レベル・体動・啼泣の点で最良の鎮静を得られたと報告した[7]．疼痛を伴う処置ではトリクロホスナトリウムのみで鎮静を行うのはなかなか困難である．

② Jackson らは，心疾患のない 4 〜 19 カ月の乳児に，抱水クロラールに比べて消化管刺激性が少ないトリクロホスナトリウムで呼吸機能検査の鎮静を施行し，呼吸数・心拍数・経皮的動脈血酸素飽和度を検討した．呼吸数増加，心拍数増加，SpO_2 低下が観察されたが，統計学的には呼吸数増加のみ有意であった．心拍数増加，SpO_2 低下に関して，臨床的に介入が必要なものはなかった[8]．

③ 近藤らは，新生児および小児（31 日〜 12 歳）にそれぞれ 216 回，208 回のトリクロホスナトリウムを含む鎮静（CT，MRI）を施行．トリクロホスナトリウム単独での鎮静成功は新生児で 98.6％，小児で 30.1％であった[9]．「抱水クロラール」の稿でも述べたが，やはり低年齢での有用性が示されている．

■文献

1) 日本病院薬剤師会. 医薬品インタビューフォーム: トリクロリール® シロップ10%: 2012年3月改訂. p.1-3.
2) Millichap JG. Electroencephalographic evaluation of triclofos sodium sedation in children. Amer J Dis Child. 1972; 124: 526-7.
3) Sellers EM, Lang-Sellers M, Koch-Weser J. Comparative metabolism of chloral hydrate and triclofos. J Clin Pharmacol. 1978; 18: 457-61.
4) 日本麻酔科学会. 術前絶飲食ガイドライン. 2012年7月.
5) Guidelines for monitoring and management of pediatric patients during and after sedation for diagnostic and therapeutic procedures: an update: American Academy of Pediatrics/American Academy of Pediatric Dentistry. Pediatrics. 2006; 18: 587-602.
6) Bernstine JB, Meyer AE, Bernstine RL. Maternal blood and breast milk estimation following the administration of chloral hydrate during the puerperium. J Obstet Gynecol Br Emp. 1956; 63: 228-31.
7) Bhatnagar S. Comparison of oral midazolam with oral tramadol, triclofos and zolpidem in the sedation of pediatric dental patients: an in vivo study. J Indian Soc Pedod Prev Dent. 2012; 30 (2): 109-14.
8) Jackson EA, Rabbette PS, Dezateux C, et al. The effect of triclofos sodium sedation on respiratory rate, oxygen saturation, and heart rate in infants and young children. Pediatr Pulmonol. 1991; 10 (1): 40-5.
9) 近藤陽一. 小児での検査・処置等の鎮静・麻酔と安全確保: 小児鎮静の立場から. 日本小児麻酔学会誌. 2002; 8: 180-3.

〈諏訪まゆみ〉

B

6. 経口・注腸鎮静薬の使い方
抱水クロラール（エスクレ® 坐剤）

はじめに

かつて，抱水クロラールはベンゾジアゼピンの代替として不眠症の治療に使用されたり，小児では歯科治療時の鎮静，術前の抗不安や鎮静薬の減量のため，また術後鎮静のために使用されたりしていた．長年の使用で安全性・効果を確認され，1938 年 FDA に認可された．

抱水クロラールは，小児では検査や鎮静，治療のためなど幅広く使用されている薬剤である．例えば，CT・MRI 等の画像検査，エコー・核医学・脳波検査など痛みを伴わない検査，また安静目的の鎮静，痙攣重積の治療等用途は様々である．

1. 組成（図 1）

分子式　$C_2H_3Cl_3O_2$　分子量　165.4

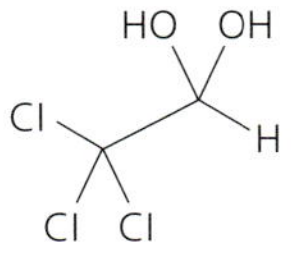

図 1

2. 作用機序・代謝

明確な作用機序は明らかとなっていないが，胃粘膜で吸収され，アルコール脱水素酵素によってほとんどが速やかに肝臓で代謝され，トリクロロエタノールとさらに酸化されたトリクロロ酢酸に代謝され薬効を示す．GABAA レセプターに働き，バルビツレートに似た中枢神経系抑制効果を示す[1]．活性代謝産物のトリクロロエタノールの半減期は 8.2 時間である．

トリクロロ酢酸は，遊離型および抱合型トリクロロエタノールとともに，グルクロン酸抱合を受け尿中および胆汁に排泄される．

3. 用法・用量・投与経路

①作用発現は 30〜60 分，作用持続時間は 2〜8 時間，投与後 1 時間で

最高血中濃度となる．
②**鎮静目的の投与量：20 〜 100mg/kg**（成人では 500 〜 1000mg）
安静目的の投与量：6 〜 20mg/kg を 6 〜 8 時間毎に投与．
最大投与量：1g/ 回，2g/ 日．
③投与経路：経口・経腸・座剤

4．絶飲食

鎮静中の呼吸抑制や嘔吐の可能性が残る限り新生児・幼児においても必要である．

直前にミルクで満腹にさせて鎮静剤を投与するのは絶対禁忌である．

清澄水は鎮静 2 時間前まで，母乳は 4 時間前，人工乳・牛乳・固形物は 6 時間前まで摂取可能である[2]．

したがって緊急の絶飲食ができていない鎮静の場合は，麻酔科管理の全身麻酔が好ましい．

5．観察・モニタリング・準備備品・記録

「検査時における鎮静・催眠」の場合，協力が得られない小児では，いわゆる deep sedation（深鎮静）が必要となる．そのため初回投与で効果がない場合は，良好な鎮静が得られるよう追加投与が必要となることもしばしばである．深鎮静時には，呼吸の観察，経皮的動脈血酸素飽和度モニタリングが最低限必要である．外来や病棟から離れた検査室では，モニタリングをはじめ，気道確保物品や吸引，蘇生薬などが十分に備えられていないことも多く，鎮静を行う場合にはあらゆる場面を想定し，マンパワーを含め準備をしなければならない．2006 年，アメリカ小児科学会から，鎮静ガイドラインが発表されている．準備や方法，スタッフのトレーニングに関して具体的に作成されているため参考にしたい[3]．

具体的方法は，「トリクロホスナトリウム」の稿やモニタリングの項を参照．

6．副作用

覚醒遅延，呼吸抑制，悪心嘔吐，気道防御反射低下・消失，誤嚥，胃・食

道炎，下痢，循環抑制（低血圧・徐脈）頭痛，見当識障害，抑うつ，めまい，発疹．

強力な呼吸抑制はないが，意識消失や頸部屈曲による上気道閉塞に伴う低換気・酸素飽和度低下を起こしうる．自然睡眠に比べ，わずかに呼吸抑制・血圧低下を示す．脳波への影響はほとんどない．

オピオイド，中枢神経系抑制薬，アルコールにより鎮静・循環抑制が増強される．

新生児・高齢者では，鎮静や循環抑制作用が増強する．新生児における半減期は 30 〜 40 時間で，乳幼児期以降の 8.2 時間と比べて著しく長いため慎重投与が必要である．

抗凝固薬服用中はトリクロロエタノールが抗凝固薬の蛋白結合と競合して遊離型を増強し，抗凝固薬の薬効を増強する可能性がある．

血液脳関門，血液胎児関門を通過する．また胎盤通過性があり，母乳にも分泌されるとの報告もある[4]．

7. 注意点〜様々な報告から〜

1）年齢・体重による鎮静成功率

Lee らは，抱水クロラールで MRI に対する長時間鎮静を施行．鎮静成功率は 80 〜 100％であった．年齢別では，18 カ月未満の児で 95％の最高成功率を示し 18 カ月以降徐々に成功率は低下した．体重別では，より軽い児で成功率が高かった．有害事象は 18 カ月未満では 10％なのに対して 36 カ月以降になると 20％まで上昇したと報告している[5]．

MRI のような長時間鎮静も 1.5 歳頃までであれば抱水クロラールはかなり有効である．しかし，月齢が進むにつれ不安定な鎮静や扁桃肥大などにより体動や呼吸障害といった有害事象も増えるため，追加投薬や気道管理，モニタリングが重要となる．

2）重症心疾患児への投与

抱水クロラールは，重症心疾患の患児には禁忌との報告もある．抱水クロラールの継続投与は心臓に悪影響はもたらさないが，重症心疾患患児へ過量投与してはならない．Heistein らは，1095 人（うち 88％が心疾患）の 0 〜

Ⅱ　各論

64 カ月の児で，80mg/kg の経口抱水クロラール（最大量 1g）と 1mg/kg のジフェンヒドラミン（最大量 50mg）とミダゾラム 0.5 〜 1mg/kg（最大量 20mg）を投与してエコー検査の鎮静を行い，有害事象について報告した．52.1％が中隔欠損や弁狭窄の非チアノーゼ性心疾患で，35.7％が心室中隔欠損や大動脈弁狭窄，大動脈縮窄症などを組み合わせた複合非チアノーゼ性心疾患，およびチアノーゼ性心疾患，単心室であった．<u>24％の患者で 20％以上の心拍数低下，59％の患者で 20％以上の収縮期血圧低下</u>を認めた[6]．

先天性心疾患児は，特に多数回の画像検査や心エコー検査，シンチグラフィーを受ける．そのため現状ではなかなか禁忌とまでは言えないが，術前の呼吸循環状態を理解した医師の付き添い，および確実な気道管理，モニタリングが必須である．

3) 早産児への投与

Allegaert らは，早産児は抱水クロラール投与で，心肺機能のリスクが高まると報告している．**26 人の未熟児のうち 13 人が 30mg/kg の抱水クロラール投与後に，60bpm 以下の高度徐脈になった．**徐脈がなかった群の 13 人の在胎週数中央値は 35 週（range 24 〜 41 週），徐脈が起こった群では 33 週（range 28 〜 35 週）．生後週数，出生体重，投与時体重，受胎後週数に差はなし．徐脈が起こった群の受胎後週数中央値は 37 週（range 35 〜 44 週）であった．高度な徐脈が起きたのは，投与後 30 分から 24 時間と幅があった[7]．

早産児や・新生児では半減期が長く鎮静中はもちろんのこと，投与後 24 時間経ってからの高度徐脈の報告もあるため，鎮静後の観察も重要である．

4) 産婦への投与・母乳への移行

抱水クロラールの陣痛や出産への影響はよくわかっていない．Burt らによると，陣痛時に投与すると，抱水クロラールの臍帯血中濃度は母体血中濃度と同じであり，その後 8 時間以上抱水クロラールと代謝産物が臍帯血中に残存していたと報告している[8]．また，Boca は，<u>抱水クロラールとその代謝産物は母乳へ移行する</u>と報告している[9]．American Academy of Pediatrics（AAP）は，抱水クロラール投薬と授乳を両立できるとしていたが，<u>授乳した幼児の眠気の報告がある</u>[10]．これらの報告からも，**妊産婦への**

投与は避けるべきである.

■文献

1) Lovinger DM, Zimmerman SA, Lecitin M, et al. Trichloroethanol potentiates synaptic transmission mediated by r-aminobutyric acid receptors in hippocampal neurons. JPharmacol Exp Ther. 1993; 264: 1097-103.
2) 日本麻酔科学会. 術前絶飲食ガイドライン. 2012 年 7 月.
3) Guidelines for monitoring and management of pediatric patients during and after sedation for diagnostic and therapeutic procedures: an update: American Academy of Pediatrics/American Academy of Pediatric Dentistry. Pediatrics. 2006; 18: 587-602.
4) Bernstine JB, Meyer AE, Bernstine RL. Maternal blood and breast milk estimation following the administration of chloral hydrate during the puerperium. J Obstet Gynecol Br Emp. 1956; 63: 228-31.
5) Lee YJ, Kim do K, Kwak YH, et al. Analysis of the appropriate age and weight for pediatric patient sedation for magnetic resonance imaging. Am J Emerg Med. 2012; 30 (7): 1189-95.
6) Heistein LC, Ramaciotti C, Scott WA, et al. Chloral hydrate sedation for pediatric echocardiography: physiologic responses, adverse events, and risk factors. Pediatr. 2006; 117: 434-40.
7) Allegaert K, Daniels H, Naulaers G, et al. Pharmacodynamics of chloral hydrate in former preterm infants. Eur J Pediatr. 2005; 164: 403-7.
8) Burt RA. The foetal and maternal pharmacology of some of the drugs used for the relief of pain in labour. Br J Anaesth. 1971; 43: 824-36.
9) Boca Raton FL. Somnote (chloral hydrate capsules) package insert. Breckenridge Pharmaceutical, Inc.; 2009.
10) American Academy of Pediatrics (AAP) Committee on Drugs. Transfer of drugs and other chemicals into human milk. Pediatrics. 2001; 108: 776-89.

〈諏訪まゆみ〉

7 局所麻酔薬，局所麻酔薬テープ・クリームによる鎮痛

◆ポイント◆

- 局所麻酔で鎮痛できる場合は，積極的に使用する．
- 十分な鎮静下で局所麻酔を行う．
- 局所麻酔薬の合併症とその対策を学んでおく．
- 覚醒下で痛みを伴う検査をするなら，局所麻酔薬テープやクリームも有効．

はじめに

鎮静になぜ局所麻酔薬が必要なのかといえば，検査にも痛みを伴うものがあるからである．

検査の鎮静といっても，強い痛みを伴えば鎮痛が必要となる[1]．しかし麻薬の類い（拮抗性鎮痛薬なども含む）は後に効果が残ってかえって難渋することもあるし，慣れない人には使うこと自体ためらわれるだろう．その点，局所浸潤麻酔なら内科外科問わず医師なら誰でも行った経験があるはず．また呼吸と循環への影響を考慮しなくてもよい．

鎮痛を図れば，痛みを伴う検査の鎮静もトラブル少なくスムーズに行うことができると思われる．

＜局所浸潤麻酔を併用する検査の一例＞

①骨髄穿刺（マルク）
②髄液採取（ルンバール）
③経皮生検．

7. 局所麻酔薬，局所麻酔薬テープ・クリームによる鎮痛

A 局所麻酔の注意点

① 基本として，注入する前に陰圧をかけて逆血がないことを確認する．
エピネフリン添加時は指や陰茎などの末端部には注入しない．
② ブロックされる感覚の順番は，交感神経→冷覚→温覚→痛覚→触覚→圧覚→運動神経→位置覚である．
鎮痛できていても触ったり押したりする感覚は残っていることがある．
③ 小児では体重が少ないため容易に極量を超える．
多くの量を使いたいなら生理食塩水で希釈してもそれなりに効果は得られる．
④ 注射針の穿刺や局所麻酔薬の注入それ自体が痛いことはよくいわれるので，鎮静が深い状態で行う．決して浅い鎮静下で針を刺してはいけない．

ちなみに炭酸水素ナトリウム（メイロン®）を少量混合することで，注入時の痛みを軽減できるとされる．かなり昔からいわれていることのようである．当院では1%リドカイン5.0mLに炭酸水素ナトリウム0.5mLを混ぜて使用している．手間を感じない方は試してもよいのでは[2]．

B 代表的な局所麻酔薬

1）リドカイン（キシロカイン®）

アミド型．中時間作用型．効果発現は比較的速く，作用時間は60〜90分であり短く，極量は5.0mg/kg（エピネフリン添加時7.0mg/kg）とされる．1%製剤では極量は0.5mL/kg（エピネフリン添加時0.7mL/kg）となる．
エピネフリン入りは吸収を抑えて作用時間を長くし，血中濃度上昇を抑え，毛細血管を収縮させて出血を少なくする．稀に血管内に入って血圧や心拍数が非常に増加することがある．

2）ブピバカイン（マーカイン®）

アミド型．長時間作用型．効果発現は遅く，作用時間は120〜180分であり，極量は2.0mg/kgである．0.25%製剤で極量は0.8mL/kgとなる．
血管内誤注入時の心毒性が問題となる．

3）ロピバカイン（アナペイン®）

アミド型．長時間作用型．効果発現は遅く，作用時間は 120 〜 180 分であり，極量は 3.0mg/kg である．0.2％製剤で極量は 1.5mL/kg となる（当院では安全のため 1.0mL/kg までとしている）．

4）メピバカイン（カルボカイン®）

アミド型．中時間作用型．効果発現は速く，作用時間は 60 〜 120 分であり，極量は 5.0mg/kg である．2％製剤で極量は 0.25mL/kg となる．

他にはレボブピバカイン（ポプスカイン®），テトラカイン（テトカイン®）などがあるが，検査時の局所浸潤麻酔としてはリドカインとロピバカインで十分対応できると思われる．

C 局所麻酔薬の合併症

1）アナフィラキシー

局所麻酔薬のアレルギーは非常に稀であり，治療を要するのはきわめて少ない．8 割はⅣ型アレルギーの接触性皮膚炎である[3]．

アナフィラキシーは即時型のⅠ型アレルギーであり，血管拡張による頻脈・血圧低下，紅潮・発疹・浮腫などの皮膚症状，呼吸困難・喘鳴などの呼吸器症状を併発する．

注入したときの有害反応（痛みに対する反応，迷走神経反射，過換気，パニック発作など）を全てアナフィラキシーと考えないでいただきたい．アレルギー歴に「局所麻酔でアナフィラキシー」と安易に書かれてしまう事例があり対応に苦慮する．

2）局所麻酔薬中毒

極量を守れば滅多に生じることはないだろう．

症状としては，はじめに口唇や舌のしびれ，次いでめまい・耳鳴り，多弁・筋肉の震えが生じ，けいれん・意識レベルの低下となり，最終的に呼吸停止，心停止となる．循環は最初，高血圧・頻脈となり，進めば循環虚脱に至る．

主観の症状や言動・意識状態の変化が，鎮静中ではわかりにくく，発見の

遅れに繋がる可能性がある．

アナフィラキシーとは高血圧の有無で鑑別する．

初期治療は気道確保・酸素投与など，ACLS に準ずる．けいれんにはベンゾジアゼピン系を用いる．

20％脂肪乳剤が有効という意見があり，成人の場合（小児を対象とする内容なのに恐縮だが）は 1.5mL/kg を末梢から 1 分かけて投与し，症状が改善していても最低 10 分間は 0.25mL/kg/min で持続静注する[4,5]．小児の局麻中毒で脂肪製剤を用いた報告はほとんどなく，成人の使用量を参考にしてほしい．

D 局麻テープとクリーム

1）局麻テープ（ペンレス®）

有効成分はリドカイン．保険上，静脈穿刺には 1 枚しか使えない．2 時間程度，穿刺予定部位に貼っておく．小児には 1 枚を分割して使用している施設が多いようである[6,7]．

2）局麻クリーム（エムラクリーム®）

リドカインとプロピトカインの合剤．保険上，レーザー治療に用いることになっている．成人では $10cm^2$ に 1g（最大 10g）を塗り，フィルムドレッシングなどで密封して 60 分待つ．使用法については小児でも同様でよいだろう．

薄く延ばしたり，塗ってからの時間が短かったりすると鎮痛効果が減弱して失敗する．

用量は，本邦では小児についてまだ確立されていない．参考までにアメリカでの最大量を示す．

0〜3 カ月または＜5kg：1g，3〜12 カ月および＞5kg：2g，
1〜6 歳および＞10kg：10g，7〜12 歳および＞20kg：20g[8]

ただしこれらは患児が覚醒しているときに使用することに意味がある．しかし注射などの医療行為そのものや，医師などの医療従事者を怖がる患児は，たとえテープやクリームを使っていても精神的な苦痛を感じる．

ご家族の方や保育士，チャイルドライフスペシャリストらと協力して，精

Ⅱ 各論

神的な面のケアを考慮して欲しい.

おわりに

鎮静をスムーズに行いたいという思いと，いくつかの手技を併用することは時に矛盾する．手間や面倒を省こうとすると，得てして単一薬剤のみを用いて，押さえつけるかのような鎮静をしがちである．1つの手段で無理に全てを賄おうとするのは勧められない．

手術ほどの侵襲ではないが強い痛みを伴う場合は，それに何らかの対策をしておくことが，患児にとってもひいては鎮静を行う医療者側にとってもよい結果に繋がるだろう．ほとんど精神論であるが，局所麻酔を使うかどうかは担当する医師の気持ちひとつである．

■文献

1) 大杉夕子，山口悦子，西村真一郎．小児がん患者における疼痛緩和に関するアンケート調査．日本小児科学会雑誌．2012; 116: 719-7.
2) 田邊 洋，米澤郁雄，東久志夫．痛くない局所浸潤麻酔．臨床皮膚．1992; 46:: 128-33.
3) 竹浪民江．薬物アレルギーがある．In: 高橋眞弓，他編．麻酔科トラブルシューティング A to Z．東京: 文光堂; 2010．p.204-5.
4) Neal JM, Bernards CM, Butterworth JF 4th, et al. ASRA practice advisory on local anesthetic systemic toxicity. Reg Anesth Pain Med. 2010; 35: 152-61.
5) 小田 裕．脂肪乳剤は局所麻酔薬中毒の救命に役立つか．臨床麻酔．2010; 30 (4): 523-33.
6) 北原 弘，前沢真理子，清水俊一．小児の予防接種における貼付用局所麻酔剤ペンレスの使用経験．小児科臨床．1997; 50: 1003-8.
7) 中島文明，木原美奈子，中島浩司．リドカインテープ使用による成長ホルモン注射時の疼痛軽減．Progress in Medicine．1999; 19: 2359-62.
8) エムラクリーム 医薬品インタビューフォーム．Ⅻ．参考資料．第2版．佐藤製薬株式会社．2012.

〈梶田博史〉

8 鎮静・鎮痛時設備，体制，モニター

◆ポイント◆

- 小児では，鎮静中に気道や呼吸に関する有害事象が生じやすいため，呼吸に関するモニタリングが重要である．
- モニタリングには身体的観察と機械によるモニタリングがあり，両者を併用することで鎮静中の安全性が向上する．
- 鎮静の深さは容易に変化するため，より深いレベルにも対応できるようモニタリング，人員，設備などの準備をしておく必要がある．

A 小児の鎮静の特徴とモニタリングの重要性

　小児の鎮静の目的は，成人と同様，患者の快適性を保証するとともに安全に医療を提供することである．具体的な目標は，患者の年齢や状態，処置の内容に応じて設定するが，年少患者の場合，医療従事者と言語によるコミュニケーションをとることが困難で，鎮静のレベルを評価することが難しい．そのため，処置中の安静確保やライン類の事故抜去予防などを優先させ，目標よりも鎮静が深くなりやすいという特徴がある．一方，小児は扁桃やアデノイドの肥大，相対的に舌が大きいなどの解剖学的特徴から，鎮静中に気道や呼吸に関する合併症が生じやすい．実際，小児の鎮静中に生じる合併症で最も多いのは，気道狭窄，呼吸抑制，無気肺などで，これらの有害事象は，鎮静に用いられる薬剤の推奨投与量でも起こり得る[1]．

　よって，小児では鎮静すること自体が過鎮静に伴う有害事象を引き起こすということを前提として，患者評価やモニタリングを行う必要がある．しかし，鎮静を受ける小児患者のケア水準は施設により差が大きく，十分な配慮がなされているとはとてもいえないのが現状である[2]．そこで本稿では，数ある小児の鎮静におけるガイドラインのなかで現在最も広く活用されて

いる．米国小児科学会（American Academy of Pediatrics: AAP），米国小児歯科学会（American Academy of Pediatric Dentistry: AAPD）から合同で提唱されているもの[3]を参考に，鎮静中のモニタリングについて取り上げる．

B モニタリングの種類

鎮静中のモニタリングには大きく分けて，身体的観察と機械的モニタリングの2種類ある．

注意深い観察はモニタリングの基本であり，いち早く有用な情報を得られるが，観察が困難なMRI検査などでは連続的に行うことが難しい．機械的なモニタリングはその点で優位性があり，情報に客観性があるが，誤作動やアーチファクトがあり，評価に悩むことがある．どちらのほうが有用というわけではなく，両方合わせることで鎮静の安全性が向上する．

1. 身体所見

1) 意識レベルの確認

鎮静の深さは容易に変化するため，定期的に呼名や痛み刺激などで確認する．

2) 換気の確認

胸郭運動（十分動いているか，呼吸のパターンは正常か）を連続的に観察する．胸壁聴診器を用いれば呼吸音と心音を同時に聴取でき，有用である．

3) 循環の確認

脈拍を触知し，皮膚の色調や体温を確認する．

2. 機械的モニタリング

1) パルスオキシメトリー

パルスオキシメトリーは酸素ヘモグロビンと脱酸素ヘモグロビンの赤色光の吸光度の差を利用して組織の酸素飽和度を算出する．さらに脈波成分を測定することで動脈血の酸素飽和度を示す．連続的に酸素化をモニタリングできる最も重要なモニターである．組織の低灌流，体動，一酸化炭素ヘモグロ

ビンやメトヘモグロビンの増加，重症の貧血，色素投与，マニキュア，皮膚の色素沈着などでは値が不正確となるので注意が必要である[4]．また，換気のモニターではないので，換気が障害されてから酸素飽和度が下がるまでに時間差がある．酸素を投与されていれば，軽度の換気不全を見落とす可能性もある．

2）カプノメトリー

呼気中の二酸化炭素分圧を連続的に測定し，波形と数字（呼気終末の分圧）として表示する．一呼吸ごとに換気状態を判断できるため，酸素飽和度に先駆けて気道や呼吸の問題を感知できる．測定方法にはメインストリーム方式とサイドストリーム方式があり（表1），気管挿管されていない場合はサイドストリーム方式を用いるが，センサーの場所や体動によって表示値が安定しないことがあるため，臨床経過や波形変化から判断する（図1）[5]．

3）非観血的血圧測定

カフ圧の変化に応じた動脈圧の変化によって生じる振動信号を測定している．カフの幅が狭すぎると収縮期，拡張期とも実際よりも高く測定され，カフの幅が広すぎると，低く測定されるため，カフのサイズ選択に注意する．適正なカフの幅として，上腕の長さ×2/3，上腕の直径×1.2，上腕周囲長/2.5などが推奨されている[6]．

4）心電図

主に心拍数の測定と不整脈の検出に用いられる．ただ，小児の不整脈の大半は良性で，徐脈の原因としては低酸素が一般的であるため，病態の早期発見という点では必ずしも必須のモニターではないかもしれない．

● 表1 ● メインストリーム方式とサイドストリーム方式の比較

	メインストリーム	サイドストリーム
測定法	回路内の呼吸ガスを直接測定	呼吸ガスの一部を吸引して測定
人工気道	必要	必ずしも必要としない
応答時間	速い	遅い（2〜3秒）
センサー	大きい，死腔増加	小型軽量，死腔も小さい

II 各論

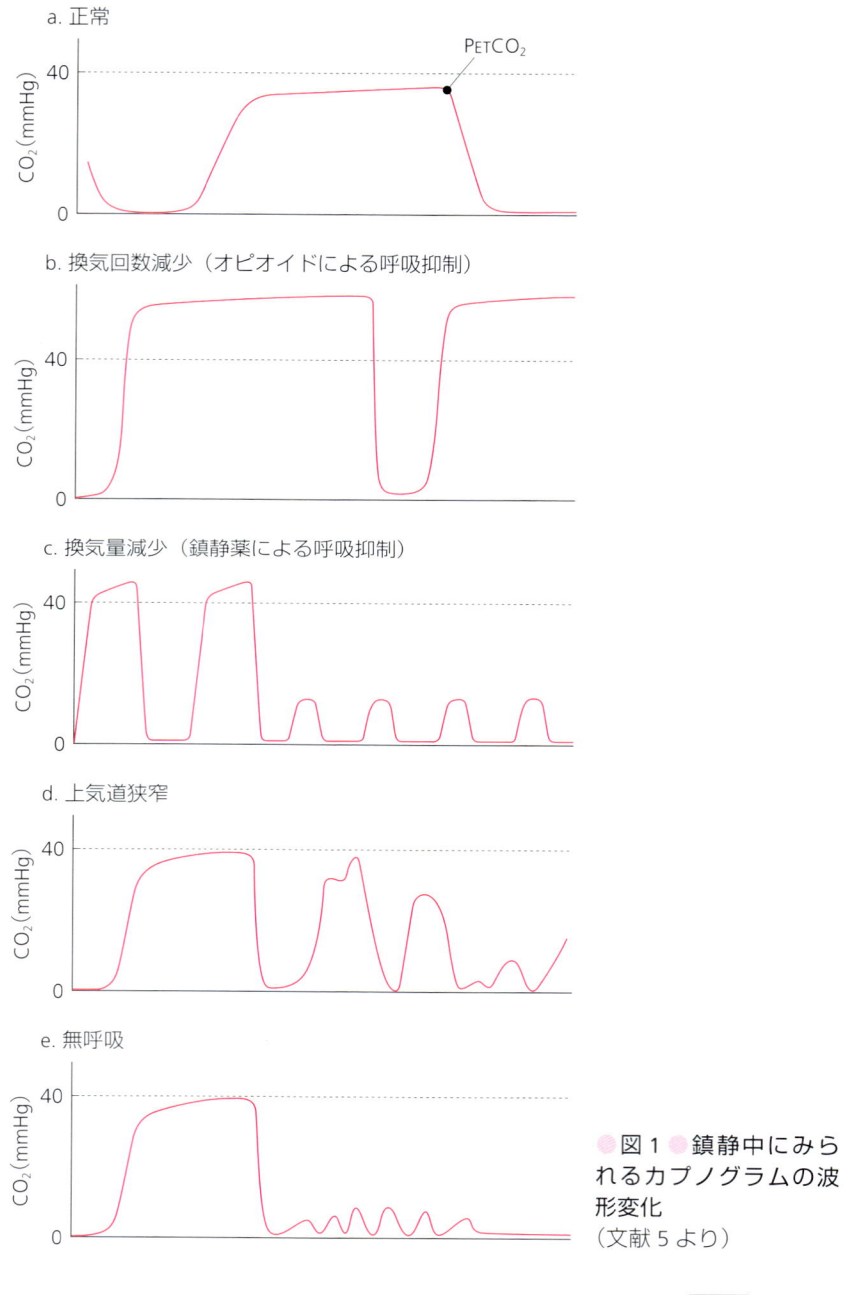

a. 正常

b. 換気回数減少（オピオイドによる呼吸抑制）

c. 換気量減少（鎮静薬による呼吸抑制）

d. 上気道狭窄

e. 無呼吸

●図1● 鎮静中にみられるカプノグラムの波形変化
（文献5より）

C AAP・AAPD のガイドラインの概要

ガイドラインから鎮静中のモニタリングについて取り上げ，概要を以下に述べる．

1. 鎮静レベルの定義

AAP，ASA，医療機関認定合同委員会（Joint Commission of Accreditation of Healthcare Organization: JCAHO）の合同委員会により定義された鎮静のレベルを示す（表2）．

2. モニタリング基準

本ガイドラインでは，鎮静のレベルに合わせてモニタリングや管理基準を次のようにまとめている．あくまで目安であって，予定よりも深いレベルにも対応できる準備をしておく必要がある．

● 表2 ● 鎮静の各レベルの定義（文献7より）

	Minimal sedation (anxiolysis)	Moderate sedation (conscious sedation)	Deep sedation	General anesthesia
刺激に対する反応	呼名刺激に正常に反応	言葉や軽い刺激で意味のある反応	繰り返しの痛み刺激で意味のある反応	痛み刺激に反応しない
気道	開存	介入を必要としない	介入が必要なこともある	介入が必要
呼吸	維持される	十分	不十分なこともある	しばしば不十分
循環	維持される	通常維持される	通常維持される	しばしば抑制される

1）Minimal sedation
注意深い観察と定期的な鎮静レベルの評価

2）Moderate sedation
注意深い観察と定期的な鎮静レベルの評価
連続的に酸素飽和度と心拍数，間欠的に血圧をモニタリング

3）Deep sedation/General anesthesia
注意深い観察と定期的な鎮静レベルの評価
連続的に酸素飽和度，心拍数，心電図をモニタリング
血圧は少なくとも5分間隔で測定
呼吸状態の観察が難しいときにはカプノグラフの使用を推奨
鎮静を始める前に静脈ラインを確保しておく

いずれの場合も，モニタリングや患者管理は専任者が行い，鎮静前のベースラインから検査や処置終了後に患者が鎮静前の状態に戻るまで，経時的に患者の意識状態やバイタルサインを記録しておく．

D 鎮静中および緊急時に必要な準備，体制

小児の鎮静レベルは連続的に変化し，目標よりも深くなることも少なくないため，それによって生じる呼吸，循環の変化や，緊急の有害事象への対処を常に念頭において準備しておく．緊急カートに年齢や体格に応じて複数のサイズの蘇生器具を準備し，必要な薬剤の投与量はあらかじめ計算しておく（表3）．検査や処置の施行者とは別に，小児心肺蘇生の知識と技術をもつ専

● 表3 ● 鎮静を行う際準備する物品

1. 高流量酸素投与システム
2. 吸引カテーテル
3. 血管確保用物品
4. 気道確保用物品（バッグバルブマスク，エアウェイ，気管チューブ，喉頭鏡，スタイレットなど）
5. モニター（前述）
6. 蘇生用薬剤，輸液
7. 拮抗薬（フルマゼニル，ナロキソン）

任者が鎮静，呼吸，循環の管理を行い，有害事象が発生した場合に備えて緊急処置に対処できる人員を確保しておく．病院以外の施設では，高次医療機関への搬送体制を確立しておかなければならない．

■文献

1) Coté CJ, Karl HW, Notterman DA, et al. Adverse sedation events in pediatrics: analysis of medications used for sedation. Pediatrics. 2000; 106: 633-44.
2) Melissa L, Langhan, Mallory M, et al. Physiologic monitoring practices during pediatric procedural sedation: a report from the Pediatric Sedation Research Consortium. Arch Pediatr Adolesc Med. 2012; 166: 990-8.
3) American Academy of Pediatrics; American Academy of Pediatric Dentistry, Coté CJ, Wilson S; Work Group on Sedation. Guidelines for monitoring and management of pediatric patients during and after sedation for diagnostic and therapeutic procedures: an update. Pediatrics. 2006; 118: 2587-602.
4) Sinex JE. Pulse oximetry: principles and limitations. Am J Emerg Med. 1999; 17: 59-67.
5) Sammartino M, Volpe B, Sbaraglia F, et al. Capnography and the bispectral index-their role in pediatric sedation: a brief review. Int J Pediatr. 2010; 2010: 828347.
6) 堀場　清，小松　徹．非観血的血圧測定．In: 稲田英一，編．麻酔科診療プラクティス 13．東京：文光堂；2004．p.76-9.
7) An updated report by the American Society of Anesthesiologists Task Force on Sedation and Analgesia by Non-Anesthesiologists: practice guidelines for sedation and analgesia by non-anesthesiologists. Anesthesiology. 2002; 96: 1004-17.

〈小林　充〉

9 静岡県立こども病院における検査時鎮静指針

◆ポイント◆

- 院内でのMRI中の事故をきっかけに麻酔科を中心として院内検査時鎮静指針を作成した．
- 静注用鎮静薬，全身麻酔薬を使用するMRI, シンチ検査の際の指針とした．
- 患者専属監視者の設定，鎮静時の気道評価，鎮静前食事制限，バイタルサイン，鎮静薬投与に関する記録，鎮静サポートチームの作成推奨などが内容

＜指針の概要＞

1. 気道評価

　鎮静に伴う合併症のなかで呼吸関連合併症が最も多い．また年齢が低いほど全体の合併症のうちの呼吸関連が占める割合は多くなるため，鎮静前，中，後の気道評価を要求した．さらに鎮静管理者には的確な気道管理技能も要求された．鎮静前に鎮静時の気道トラブルが予想される場合には麻酔科に検査時鎮静を依頼するなどの危機解除法が考慮できるので鎮静前の評価は重要である．私たちは鎮静中に子どもの気道を監視し，必要ならば気道確保する医療スタッフを医師としたが，米国での鎮静ガイドラインでは医療スタッフとなっており看護師でもよいのではないかという意見もある．

2. 鎮静前食事制限

　米国でも異論のあるところである．絶飲食ガイドラインを遵守した群で鎮静失敗率が有意に高まること，また鎮静薬の投与量が増え，鎮静遷延になる頻度も高まることが報告されている[1, 2]．また絶飲食を守った群と守らなかった群とで嘔吐を含む副作用の発生頻度は変わらず，懸念された誤嚥は1

例もなかったとの報告もある[3]．しかし最近日本麻酔科学会安全委員会が全身麻酔はもちろん，定時の鎮静・鎮痛時の絶飲食ガイドラインを公表したため麻酔科医が主体となって決める鎮静時指針であることからその基準を採用した．

3．鎮静中専属監視スタッフ

麻酔科医にとってひとときも患者の傍を離れず持続的に患者を監視し，ならびにバイタルサインを記録し管理していくことには日常業務のなかで慣れており違和感を感じない．麻酔科医以外はそれに対して違和感を覚えるかもしれない．その点が麻酔科医と小児科医と考えが大きく異なるところであるが患者の異変に早く気づくことができるため専属監視スタッフを設定することは必須である．

4．患者同意の取得

患者が鎮静法を選択するといった選択肢はないだろうが，鎮静中，後の合併症，鎮静中の安全管理，帰宅基準，鎮静による利点と欠点などの説明はされるべきで患者家族は拒否することも可能である旨を説明しなければならない．

5．緊急時の対応

院内での緊急コールシステムはどこの病院でも有していることと思うが，静岡県立こども病院では緊急状態に至ってはいないがこのままでは重篤な結果につながりかねない状態に陥ったときには集中治療科医を中心とするMET（メディカル エマージェンシー チーム）が組成されており，そちらに連絡すればいつでも駆けつけてくれるチームが形成されている．そのチームによりかなりの数の院内心停止件数を減少させることができているのは事実であり．そのようなチームの存在は鎮静担当医の心の拠り所となるため院内で作っておくべきである．

静岡県立こども病院検査時鎮静指針

医療安全管理委員会
医療安全室

I．対象
当面，この指針の対象を，静注鎮静薬を使用する MRI，シンチグラムの予定検査とする．

II．原則
1) 鎮静薬使用による合併症は気道関係が初発のことがほとんどであり，鎮静前の気道評価，気道関係準備，緊急時気道確保手技，鎮静後の気道評価が絶対必要条件となる．
2) 鎮静のレベルが deep sedation または麻酔となるため，検査中は連続して看視できる医師が少なくとも 1 名患児に付き添い，バイタルサインの記録を残す．

III．方法
以下の手順に従って，検査時鎮静を行う．

1. 鎮静前気道評価
    1) 気道閉塞症状の有無：いびき，鼻づまり，睡眠時無呼吸，アデノイド扁桃肥大，気管軟化に注意．
    2) 頭蓋顔面奇形（クルーゾン，アペール症候群など），下顎未発達に注意．

2. 鎮静前飲食制限時間
    1) 軽めの食事，ミルク　6 時間
    2) 母乳　　　　　　　　4 時間
    3) 清澄水　　　　　　　2 時間
    注）ミルクで満腹にさせて眠気を誘い，鎮静薬を使用することは禁忌．

3. Informed Consent の取得
    鎮静検査の必要性，検査時体制，危険性，気道閉塞症状が発生したときの対処法などを説明する．

4. 鎮静室内設備
    S：吸引（適切なサイズのチューブ準備と機能することの確認）
    O：酸素
    A：気道関連（救急カートの気道確保用器具を確認）
    P：緊急時薬品（救急カートの薬品を確認）

● 図 1 ● 静岡県立こども病院検査時鎮静指針

5. 生体モニター（★：必須，☆：症状により必要）
    1) ★経皮的酸素飽和度測定　　パルスオキシモニター
                注）呼吸系モニターの代わりではない．
    2) ★呼気二酸化炭素濃度測定　カプノメーター
                注）波形の変化が気道閉塞推測に重要．
    3) ★呼吸数
    4) ★心拍数
    5) ★血圧　　注）5 分毎の測定が望ましいが患児の様態により許容できる範囲で測定する．
    6) ☆心電図　注）不整脈があるとき必要．
    7) ☆体温　　注）測定することが望ましい．

6. 記録
    1) 記録内容
        ① バイタルサイン　　　：上記の生体モニターで記録したもの
        ② 鎮静薬　　　　　　：薬品名，投与時間，投与量，投与ルート
        ③ 輸液（使用の場合）：品名，投与量
        ④ 酸素（使用の場合）：流量
        ⑤ 鎮静担当者名　　　：医師，看護師
    2) 記録紙
        麻酔表を使用し，バイタルサインを 5 分毎に記録する．

7. 鎮静薬投与の原則
    1) 鎮静薬は呼吸停止など，呼吸関連合併症を起こす薬品であることに注意する．
    2) 3 剤以上の鎮静薬の併用は，鎮静薬を強力化させ、呼吸関連合併症の頻度を高めるため危険である。
    3) 特に静注薬の場合、滴定（効果を観察）しながら投与し，投与速度をゆっくりする．

8. 緊急時の助け
    患児に危険が迫る前に MET コールを，差し迫った場合は call 99 で助けを呼ぶ．

9. 麻酔科医による検査時鎮静
    1) 適応
        ① 鎮静前評価で気道関連トラブルが予想される．
        ② 担当科の人員が不足して看視の人員を割けない．
        ③ 家族が麻酔科管理下鎮静を希望される．
    2) 担当日　毎週火曜日，第 2・4 金曜日．左記以外の曜日の希望は個別相談とする．
    3) 手続き　麻酔科科長または手術室クラークに連絡し予約を取る．

注）この指針は，平成 23 年 1 月 12 日の医療安全管理委員会で決定された．

●図 1●静岡県立こども病院検査時鎮静指針（つづき）

6. 鎮静中の記録

　患者バイタルサイン，鎮静薬の投与量，投与時期などを記載する記録は合併症が発生した際に振り返り反省できることが多いため有用である．

7. 指針作成のきっかけと作成後の影響

　米国麻酔学会，米国小児科学会は共同で非麻酔科医による鎮静ガイドラインを発行しているが，日本にはまだ共通したガイドライン，指針はない．したがって各施設で統一されておらず脈々と先輩から引き継がれた鎮静プロトコールもしっかりとエビデンスを基に書かれた米国での鎮静ガイドラインに照らし合わせると異なる部分も多く，統一された鎮静時指針がなければ安全性の面で確実性に欠けるおそれがあった．

　静岡県立こども病院では院内でMRI中に大きな医療事故が発生したことをきっかけに，麻酔科に鎮静・鎮痛ガイドラインの作成を院内医療安全委員会より依頼された．従来の小児科医が継承してきた鎮静・鎮痛管理法とは大きく異なる点もあり，小児科医にとっては厳しいと思われる監視体制，食事制限を設定したため当初は麻酔科医に依頼する検査数が大幅に増加するのではないかと懸念していた．しかし実際には指針を発表する前に比べて多少内科系各科からの依頼が増加したものの全体的にはそれほど有意に増加することはなかった．また鎮静指針が出たあとは麻酔科以外で静脈鎮静薬を使用する際には必ずその指針が遵守されているものと思っている．

8. 指針の下書きに対する各科の反応

　当初は経口・経直腸鎮静薬も経静脈鎮静薬も含めた鎮静・鎮痛指針をめざしていたため各科よりかなりの不平が出た．その不平の最も多かったのが絶食，絶ミルクによる空腹を心配したことであった．またそれらによる低血糖や脱水の発生に対する懸念であった．新生児では3時間毎にミルクが飲まれることが多いが指針では母乳は4時間，人工乳の場合には6時間の制限となるとはたして鎮静が可能になるかどうかの不安も出てきた．しかし低血糖に関しては麻酔科関係でその種の研究が多く行われていて，健康な状態であれば2時間前までの清澄水経口摂取をさせてもさせなくても重篤な低血糖にな

ることはない，というデータをもって納得させることができた．また脱水も同様にガイドラインの遵守によってもその発生の可能性が低いことを理解してもらえた．あくまで健康児であれば低血糖の可能性は低いものの栄養状態不良児では当然のことながら血糖の管理は必要となる．しかし空腹による不機嫌から鎮静が不可能になる懸念は払拭することができず，今回は静注用鎮静薬を用いて MRI，シンチ検査を行う児を対象とした指針としている．

経口・経直腸鎮静薬にしても deep sedation に至る可能性を完全に否定することはできないが，静注用鎮静薬を用いた場合には deep sedation になることはほぼ確実であり，その際に経口制限を含めた鎮静・鎮痛指針を遵守することには各科の抵抗はなかった．

9. バイタルサイン記録に対する各科の懸念

小児科医の通常臨床においては経皮酸素飽和度の必要性は十分理解されているものの呼気二酸化炭素モニターが必要となることはほとんどないことから，小児科医の呼気二酸化炭素モニターへの関心は低かった．しかし実際に鎮静下に検査が行われる部署にモニターを設置し，各病棟にもモニターを配置するようにし，鎮静中には呼気二酸化炭素の測定が患者安全管理上必要であることを集中治療系を除く小児科医に麻酔科医による講義によって理解してもらえるよう努力した．

最も心配されたのが血圧測定であった．血圧測定が刺激となり中途で起きてしまうのではないかという心配だった．しかし静注用鎮静薬による鎮静は鎮静分類上 deep sedation となるため血圧測定ぐらいの刺激では覚醒するには至らないからと説得した．

■文献

1) Hoffman GM, Nowakowski R, Troshynski TJ, et al. Risk reduction in pediatric procedural sedation by application of an American Academy of Pediatric/American Society of Anesthesiologists process model. Pediatrics. 2002; 109: 236-43.
2) Keidan I, Gozal D, Minuskin T, et al. The effect of fasting practice

on sedation with chloral hydrate. Pediatr Emerg Care. 2004; 20: 805-7.
3) Agrawal D, Manzi SF, Gupta R, et al. Preprocedural fasting state and adverse events in children undergoing procedural sedation and analgesia in a pediatric emergency department. Ann Emerg Med. 2003; 42: 636-46.

〈堀本　洋〉

10 鎮静・鎮痛時プレパレーション

◆ポイント◆

- 他職種専門医療チームが子どもや家族に対して適切で一貫した情報を与える.
- 子どもとホスピタル・プレイ・スペシャリストの間に信頼関係がある.
- プレイ・プレパレーションは設定された静かな場所での実施が必要である.
- 子どもの年齢,情緒的な発達,過去の経験,認知度,文化的な背景や言語に考慮する.
- プレイ・プレパレーション技術や資源に対して自信をもって提供する.
- 真実に基づく説明をする.

(HPS プレパレーションのためのガイドラインより引用)

A MRI 検査におけるプレイ・プレパレーション方法の開発と実践＜鎮静薬なし編＞

1. HPS, CLS の活動とプレイ・プレパレーション

　イギリスのホスピタル・プレイ・スペシャリスト (HPS) やアメリカのチャイルド・ライフ・スペシャリスト (CLS) は,「子どもの権利条約」や「ヨーロッパ子ども病院憲章」などに立脚して,子どもの QOL 向上のために療養環境の改善を目指している. その1つとして,検査や処置に対して子どもに遊びの要素を取り入れて事前に具体的な説明をすることにより,心の準備をしてもらうためのプレイ・プレパレーションを実践している. その対象となる検査や処置には, 採血, 歯科治療, 痛みを伴う諸検査, エコーなどが含まれる.

2. MRI 検査を受ける子ども

　MRI は，閉鎖空間内で磁場に関連する様々な注意や制約があり，特殊な機械音がするため，子どもにとっては脅威に感じる検査といえる．幼少児（2～12歳）には原則として鎮静薬を使用するが，成長するに伴い鎮静薬量も増え，子どもの負担やリスクも伴うようになる．緊張感から入眠するまでに時間がかかり，途中覚醒で検査中止となるケースも少なくない．

　そこで，プレイ・プレパレーションを導入することにより，幼児期後半になれば概ね検査を理解して，鎮静薬を使用しなくても検査を受けられることが期待される．

3. 当センターでの MRI 検査用プレイ・プレパレーション方法の開発と実践

　当センターには保育士5名（そのうち2人が静岡県立大学短期大学部で実施された HPS 養成講座を受講し，同校発行の修了認定資格をもつ，以下「HPS」と称する）が勤務して，各種のプレイ・プレパレーションを実践している．MRI 検査時のプレイ・プレパレーションは，HPS，外来看護師，放射線技師が連携しながら平成21年6月から5～7歳の児を対象に鎮静薬使用時に行っていたが，平成22年7月からは鎮静薬不使用児（3～9歳，56名）に「れいチャンの MRI 検査」プレイ・プレパレーションの方法を開発し実践している．

4.「れいチャンの MRI 検査」プレイ・プレパレーションの説明手順

　HPS は，外来で MRI 検査が指示されてプレパレーションの依頼が出た児に対応する．原則として依頼時に対応するが，検査予定日が離れている場合は当日に再度対応する．所要時間は，検査室の見学を含めておよそ30分である．

　説明にはパワーポイントを用い，子どもに見立てたパペット「れいチャン」が登場して，実際に検査を受ける流れを示す．その際，MRI の動作音も，実際に聞いてもらう（図1）．なお，全体的なプレイ・プレパレーションの手順は表1に示すとおりである．

10. 鎮静・鎮痛時プレパレーション

　最後に，MRIを見立てた木製ツールを見せて，イメージを復習する（図2）.

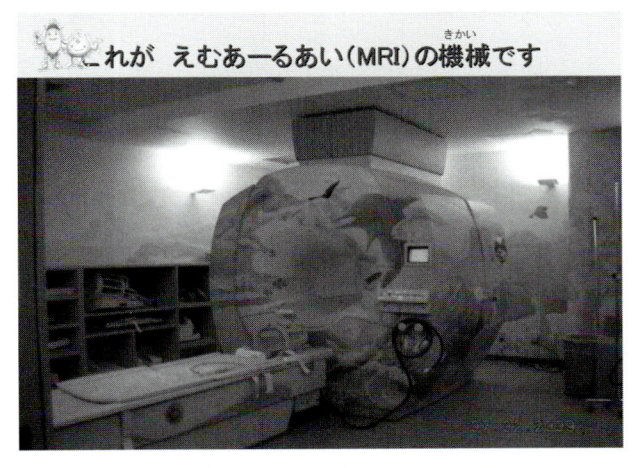

●図1-1● MRIプレイ・プレパレーションの資料
MRI検査室が怖いから楽しそうへ印象を変える

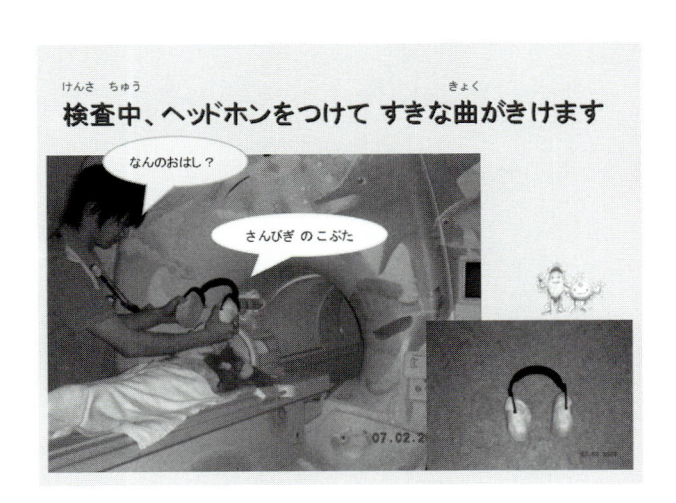

●図1-2● MRIプレイ・プレパレーションの資料
音楽や物語を聞きながらリラックスする．そして，身体も動かさないことを説明する.

Ⅱ　各論

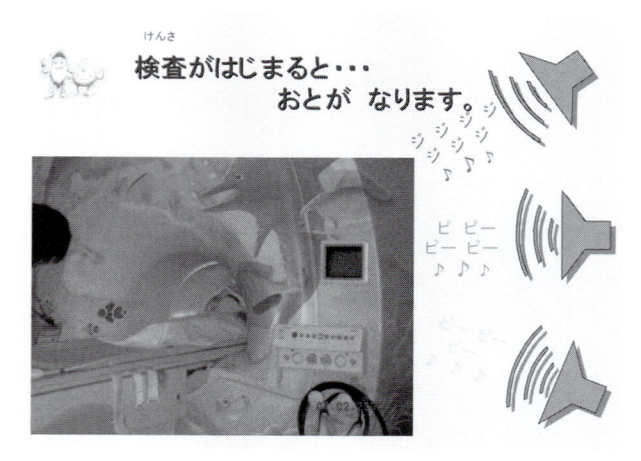

●図 1-3 ● MRI プレイ・プレパレーションの資料
🔊 をクリックすると 3 種類の実際の機械音が流れる．

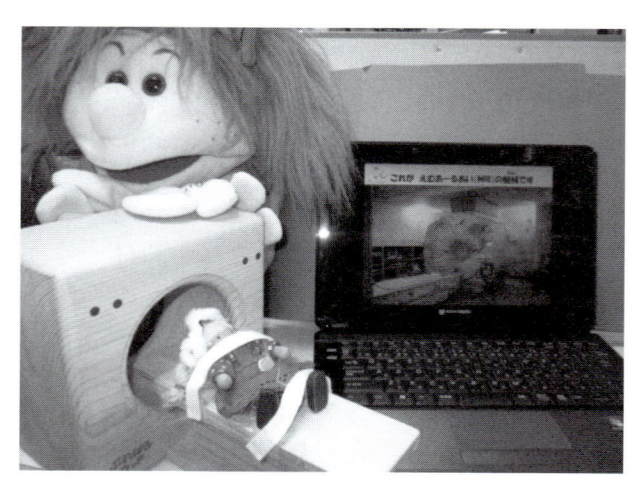

●図 1-4 ● MRI プレイ・プレパレーションの資料
MRI 木製ツールとミニチュア人形で遊びながら検査を振り返る．

10. 鎮静・鎮痛時プレパレーション

表1 プレイ・プレパレーション手順

1) 検査室や機械紹介をする．（磁石でできていることを説明）
2) 検査衣の説明をする．
3) 検査中はじっとして動かないことを説明する．
4) 機械音を知らせる．
5) 検査中，ヘッドホンでお話が聞けることを伝える．
6) 困ったとき押すブザーの説明
7) MPI木製ツールとミニチュア人形で遊びながら，検査の流れを繰り返す．
8) 検査室見学．実際に見ることで見通しを付ける．
9) 見学終了後，感想を聞く．

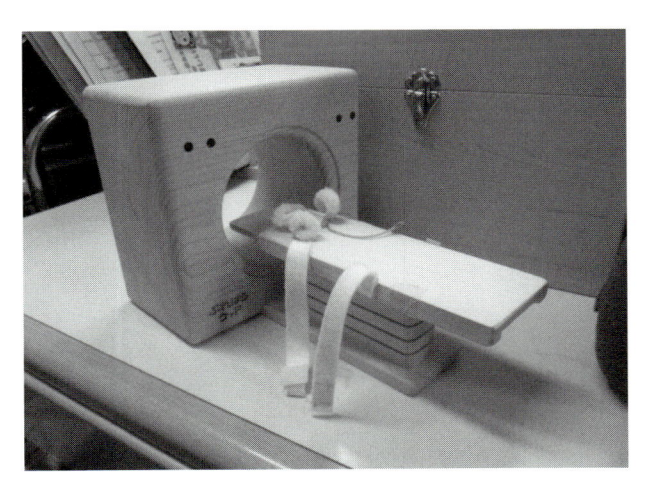

図2 MRIの木製ツール

5. プレイ・プレパレーションの結果

このようなプレパレーションを実施した結果，対象児56人中44人（79％）がスムーズに検査を受けることができた．途中で検査できなくなった子どもは，5歳未満児や発達障害・情緒不安をもつ児および過去にMRIを経験して「怖い」イメージを事前にもっている児，などであった（図3）．

成功例が増えるにつれて，医師からプレパレーションを依頼される件数は増加傾向にある．従来は鎮静薬を使用していた年齢でも，不使用で検査を実施する件数も増加している．

II　各論

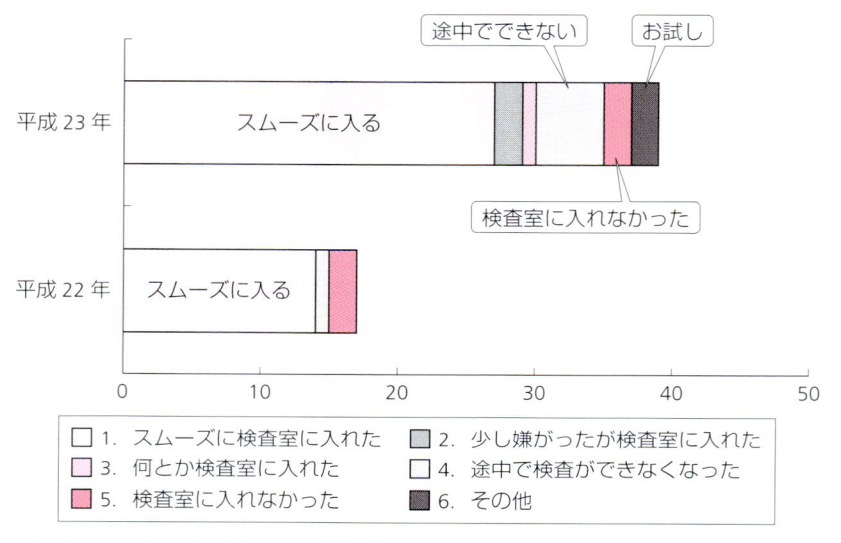

●図3● 鎮静薬不使用時の検査結果

6. 今後の課題と目標

　現在は，主治医から依頼が出たケースだけに対応しているが，将来はすべての子どもやその家族が，すべての検査・手術や治療に対してプレイ・プレパレーションを選択でき，不安・恐怖やトラウマが軽減される医療現場にしていきたい．そのためには，全職員（医師・看護師・他職種・事務）の意識改革が必須であり，目標と創造性や柔軟性をもちながら組織的な運営を実施する必要性がある．長いスパンをかけながらも，着実に理解者や後継者を育てながら，実績を重ねることが重要であると考える．この実績は，子どもやその家族だけのメリットに留まらず，職員の業務遂行にも繋がると確信している．

■文献

1) 田中恭子．プレパレーションガイドブック．愛知：日総研出版；2006.
2) 松平千佳．ホスピタル・プレイ入門．東京：建帛社；2010.

3) 松平千佳. 実践 ホスピタル・プレイ. 静岡: 創碧社; 2012.
4) 喜多明人, 森田明美, 広沢 明, 他. 子どもの権利条約. 東京: 日本評論社; 2009.
5) ヤヌシュ・コルチャック, 著, サンドラ・ジョウゼン, 編著, 津崎哲雄, 訳. コルチャック先生のいのちの言葉. 東京: 明石書店; 2001.
6) 荒木勝彦. 新・保育所保育指針ハンドブック. 東京: 学習研究社; 2000.

〈棚瀬佳見　亀島里美　岩崎浩康〉

11 鎮静後の帰宅基準

◆ポイント◆
- 鎮静からの覚醒を段階的に評価し，徐々に監視を緩めていく
- 鎮静後も合併症が生じる可能性があり，注意深い経過観察が必要
- 帰宅後のトラブルにも対応する準備が必要

はじめに

鎮静開始時，鎮静中はもちろん，覚醒時にも様々な合併症が起こりうる．合併症が生じていない，もしくはコントロールできて初めて帰宅させることができる．この稿では，起こりうる合併症とそれを踏まえた鎮静後の帰宅基準について概説する．

A 鎮静後の帰宅基準

①気道，呼吸，循環が安定している＝バイタルサインが安定している
②意識状態が清明である
　幼児以上：術前と同様の会話ができる
　乳児：笑顔や顔を見て泣きだすなどの反応がある
③悪心・嘔吐がない，または治まっている
④侵襲的な検査後に痛みがない，または軽微でがまんできる
⑤侵襲的な検査後，創部の出血腫脹がない
⑥自力で運動ができる（歩行，ベッド上での起床，寝返りができる）
⑦親が帰宅することに十分納得している

鎮静後は覚醒段階を評価し，徐々に監視を緩めていく．検査，処置が終了したら，回復室へ移動する．そして，気道，呼吸，循環が安定し，一定の基準（表1）を満たせば病棟へ移動する．一定時間の経過観察を行い，上記の

ような帰宅基準を満たせば帰宅させる．回復室では，気道，呼吸，循環管理を行える体制が必要で，病棟ではモニター（SpO$_2$，ECG，血圧測定）と酸素が必須である．成人での日帰り麻酔でも帰宅基準が示されており，小児においても参考になる（表2）．

● 表1 ● 回復室退室基準（modified Aldrete score を改変[3,5]）

項目		点数
活動性	四肢すべて	2
	いずれかの二肢	1
	なし	0
呼吸	深呼吸，咳嗽が自由にできる	2
	呼吸抑制または浅く制限された呼吸	1
	気道の保持が必要	0
循環（血圧，心拍数）	年齢相応の値で安定している	2
	安定しているが年齢相応でない	1
	不安定である	0
意識状態	完全覚醒	2
	刺激に対して反応	1
	無反応	0
酸素飽和度（空気下）	95%以上	2
	90〜94%	1
	90%未満	0

15分おきに各項目について点数をつけ，9点以上であれば回復室退室可能とする．薬物投与後は，最低15〜30分は退出させてはいけない

表2 帰宅基準[5]

Post-anesthetic discharge scoring system（PADSS）改訂版
Modified post anesthesia discharge scoring system（MPADSS）を改変

項目		スコア
バイタルサイン	術前値の20%以内の変動	2
	術前値の20%から40%の変動	1
	術前値の40%以上の変動	0
移動	めまいがなく，しっかりした歩行	2
	介助があれば歩行可能	1
	歩行不可能・またはめまい	0
悪心・嘔吐	ほとんどない	2
	軽度	1
	強い	0
疼痛	ほとんどない	2
	軽度	1
	強い	0
検査部位からの出血	ほとんどない	2
	軽度	1
	多い	0

満点を10点とし，9点以上で帰宅を許可する

B 鎮静後に起こりうる合併症

　鎮静後には，嘔気・嘔吐，喉頭痙攣（声門上器具・気管内チューブ抜去時，浅鎮静下での口腔・咽頭吸引時），覚醒時の興奮，薬剤アレルギーなどが生じる可能性があり，もし生じた場合は対応が必要である．主な合併症のリスク因子とその対策を表3に示す．術後の嘔気・嘔吐が長引けば入院の原因ともなる．覚醒時の興奮は一過性のものであるが，患児・医療スタッフの外傷の原因となり，保護者に不安を与えるため，当院では鎮静中からプロポフォールを使用し，興奮の抑制に努めている．

● 表3 ● 鎮静後に起こる主な合併症

合併症	リスク因子	対応
嘔気と嘔吐	年齢：年長児（＞乳幼児） 麻酔法：マスク換気による胃内圧上昇，麻薬の使用 亜酸化窒素の使用（プロポフォールはリスクを下げる） 既往：全身麻酔施行後の嘔気・嘔吐の既往，乗り物酔い 精神状態：術前の不安 児の状態：低酸素血症，高二酸化炭素血症 術後の対応：鎮静後の無理なクリア水の摂取，無理な離床	制吐薬での治療 メトクロプラミド（プリンペラン） 0.15mg/kg iv デキサメタゾン 100〜150μg/kg （最大 8mg）など
喉頭けいれん	咽頭の分泌物・血液 上気道感染の既往	CPAP 静脈麻酔薬の投与 筋弛緩（短時間作用型）を投与して再挿管
術後喘鳴	内視鏡検査の後 クループの既往のある児 新生児のときに挿管された児 太すぎる気管挿管チューブを使われた児 ダウン症児 挿管され，頭が鎮静中に動かされた症例	ボスミン 0.2mL ＋生食 2mL 吸入
覚醒時の興奮	2〜6歳の児 セボフルランなどの吸入麻酔を使用	プロポフォール，フェンタニル，デクスメデトミジンなどの投与

C 当院での日帰り鎮静後の流れ

①回復室（処置室：図1）に帰室後，気道，呼吸，循環が安定していることを確認
　退室基準を満たした後に回復室退室，多くは就眠した状態
②病棟（日帰りセンター：図2）に移動し，1時間以上経過観察
③1時間経過した時点でクリア水，ミルク摂取可（固形物の摂取は帰宅後

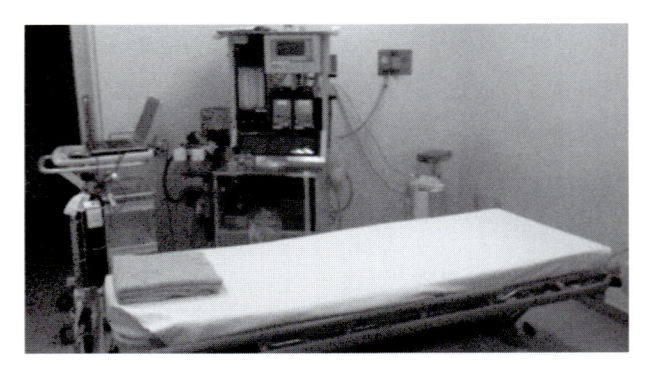

● 図1 ● 回復室（処置室）
麻酔器，各種モニターが完備され，気道・呼吸・循環管理が行える体制となっている．

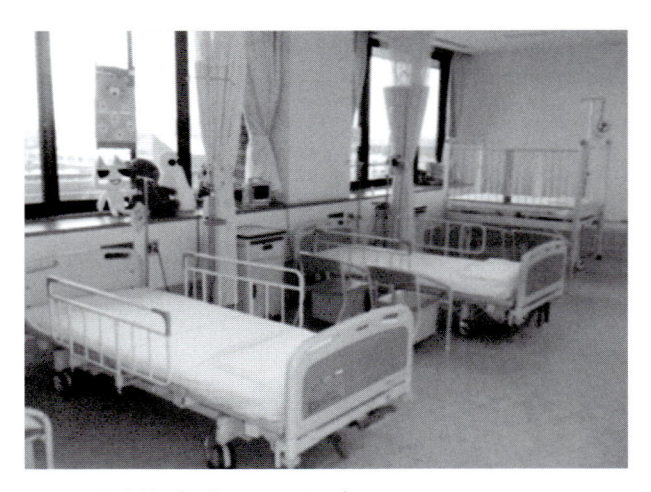

● 図2 ● 病棟（日帰りセンター）
温かな日の光が差し込む，やさしい雰囲気の部屋．
モニターと酸素配管は配備され，酸素投与しながらの経過観察ができる．

としている）
④前記帰宅基準を満たした時点で帰宅とする
　飲水の強要は術後の嘔気のリスクを高くする．そのため，当院では経口飲

水可能を帰宅基準に入れていない．それによって，特に問題を生じていない．また，成人で議論があるような排尿があるか否かも帰宅基準には入れていない．離床を促すために無理に患児を動かすことも嘔気のリスクを増加させる．

1. 経口飲水可能を帰宅基準に加えるか[1]
　飲水可能であることを帰宅基準に含めるかどうかは議論の尽きないところである．Schreiner らは 989 人の小児日帰り麻酔患者を無作為に，飲水可能を帰宅基準とする群（A 群）と飲水を任意とする群（B 群）に分けて観察を行ったところ，日帰りセンターでの嘔吐発生率が，A 群で有意に高かった（A 群: 23%　B 群: 14%　$p < 0.001$）．そして，両群とも持続する嘔吐で入院となったものや，帰宅後に嘔吐とそれによる脱水で再入院となったものは認められなかったという．

2. 排尿は必須基準か[2]
　成人日帰り麻酔患者で帰宅基準に排尿を入れるかどうか，結論の出ていないところである．日帰り麻酔後の排尿困難には反射性尿道スパスム，膀胱支配自律神経系の不均衡など様々な因子が絡んでいる．そのため，術後すぐに排尿することは困難である．脊髄くも膜下麻酔後 4 時間経っても排尿できなかった患者に膀胱カテーテルが挿入されたが，術後腎機能障害を生じたものはなかったという．

D　入院の必要性を判断

　多くの症例は，適正な鎮静後に問題なく帰宅する．しかし，下記のように鎮静中に何らかの合併症，トラブルが生じる可能性があり，必要があれば入院させることを躊躇してはならない．

　＜入院の対象となるもの＞
　①鎮静施行中の異常: 心停止，高度の徐脈，低血圧，肺水腫，高度の喘息発作，胃内容の誤嚥など
　②悪心・嘔吐の継続
　③親の入院希望

E 帰宅後のフォローアップ

　患児が病院を離れると，患児の管理・観察は両親の手にゆだねられる．しかし，帰宅後の異常（嘔気・嘔吐，発熱など）が生じた場合，病院側には対応する義務がある．鎮静を担当した医師には連絡が必ず通じるように院内の連絡網を整備し，医師側も患児帰宅後に何らかの連絡を受ける可能性があると認識すべきである．

　離院時に何らかの不安があった児に対しては，夕方に電話連絡を行い，帰宅後の状態の確認を行う．問題があれば，十分な説明を行い，診察および治療が必要な場合は再来院または近隣の医療機関への受診を勧める．

　鎮静翌日は，電話による状態確認を行うことが望ましい．食事摂取の様子，異常（嘔吐，発熱）の有無，日常生活の様子（通園通学，運動および動作など）を確認する．

■文献

1) Schreiner MS, Nicholson SC, Martin T, et al. Should children drink before discharge from day surgery? Anesthesiology. 1992; 76: 528.
2) Kallar SK, Chung F. Practical application of postanesthetic discharge scoring system: PADS. Anesthesiology. 1992; 77: A12.
3) 上園昌一．編．特集　小児麻酔 Q&A．麻酔科学レクチャー．2010; 2(1): 122.
4) Lerman J, Coté CJ, Steward D. Mannual of Pediatric Anesthesia. 6th edition. Philadelphia: Churchill Livingstone; 2009, p.214-9.
5) Marshall SI, Chung F. Discharge criteria and complications after ambulatory surgery. Anesth Analg. 1999; 88(3): 508-17.
6) 日本麻酔科学会/日本臨床麻酔学会/日帰り麻酔研究会．「日帰り麻酔の安全のための基準」ガイドブック．森　健次郎，編．東京：克誠堂出版；2005. p.45-57, 93-102.
7) 村田　洋．小児日帰り手術における麻酔の要点．手術．1999; 53: 1807.

〈渡邉文雄〉

日本小児科学会・日本小児麻酔学会・日本小児放射線学会が2013年5月26日に発表した「MRI検査時の鎮静に関する共同提言」の早見表を以下に掲載する

MRI 検査時の鎮静に関する共同提言（案）早見表

(A) 必ずしなければならない：現時点で必ず実施しなければならない

第Ⅲ章．MRI 検査の適応とリスクの説明と同意
- 検査依頼医は検査の必要性の判断と、鎮静に伴うリスクの両方を同時に考慮する
- 鎮静を行う場合の説明と同意確認は、検査依頼医（あるいは鎮静担当医）が行う
- 検査中の予期せぬ深刻な合併症が発生した場合には、鎮静担当医のみならず検査依頼医も同時に責任を持って患者・家族対応を行う

第Ⅳ章．患者の評価
- 検査依頼医は、問診および診察を行い、鎮静をすることによって患者が気道閉塞や呼吸抑制に陥った場合、その最悪の状態に十分な対応ができるかどうかを想定し、患者を評価する（評価項目の詳細は原文を参照のこと）
- 検査依頼医は、評価項目を参考に、総合的に鎮静による合併症のリスクを判定し、自施設での MRI 検査の可否を判定する

第Ⅴ章．緊急時のためのバックアップ体制
- 鎮静下にて MRI 検査を行う際には、緊急時、蘇生時に必要となる器具がすぐに利用できるように必ず準備し、緊急対応する人員を事前に配置する
- 検査室に設置するすべての機器や器具は、MRI 対応非磁性のものに限る
- MRI 対応でない機器や器具を検査室内に持ち込んではならない
- MRI 対応のものか、MRI 非対応のものかを、一目見てわかるよう明確に区別しておく
- MRI 対応品とされていても 1.5T 対応のみで 3T 装置に対応していない製品があるので注意する
- 合併症に伴う、緊急事態にすぐに対処できるような人員、器具などの準備を怠らない
- 鎮静中は患者の監視に専念する医師または看護師を配置する
- 監視担当の医師または看護師は、患者の危険を早期に察知し、必要時は的確に緊急時対応バックアップチームに連絡をし、バックアップチームが到着するまでの間、基本的な救命処置、少なくともバッグマスクによる用手換気を実施することができる人である
- 検査室内に酸素と吸引の配管が無い場合は、隣室に酸素ボンベと吸引器を準備し、延長チューブなどを用いて、必要時にいつでも使えるように整備をする
- MRI 非対応の酸素ボンベ、吸引器の検査室内への持ち込みは、重大事象を引き起こすため、検査室内に持ち込まず、緊急時は必ず検査室外に患者を搬出してから措置を行う
- 緊急時にどのように連絡するか、誰が検査室に救援に向かうか、蘇生行為をどこ（必ず検査室の外）で実施するか、緊急時の器具をどこに設置するかなどの手順を定めておく
- 緊急事態が発生した場合には、隣室などの磁場の及ばぬ検査室外に患者を素早く移動

- して、救命・蘇生処置を行う
- 救急カートなどを磁場の及ばない検査室近くに常備し、緊急時に必要となる機器、器具や薬剤、心肺蘇生用の除細動器などが、すぐに利用できるように配置する
- 除細動器や喉頭鏡などは、すぐに利用できるように定期的に整備する
- 除細動器のパドルや挿管チューブ、エアウェイなどは、患者の年齢、大きさにあったものが準備できているか確認する

第Ⅵ章．鎮静前の経口摂取の制限
- MRI 検査において、鎮静薬を用いる場合は、検査前一定時間の経口摂取の制限を行う
- 自然睡眠を誘導するために哺乳など経口摂取を行った後に、鎮静薬の投与を考慮する場合は、最終摂取より一定時間を経てから投与しなければならない
- 経口摂取制限は検査が終了し、覚醒するまで継続する
- 消化管狭窄や消化管機能障害を有する患者、気道確保困難が予想される患者などの場合は、より慎重に鎮静に伴う危険性を評価する
- 鎮静に伴う誤嚥の危険性を、検査と鎮静の必要性とともに患者家族に説明をし、理解と同意を得てから鎮静下検査を実施する
- 緊急検査において、患者の最終飲食時間の情報を得る
- 緊急検査において、カルテ閲覧，理学所見，問診等により，誤嚥の危険性についての情報を収集する

第Ⅶ章．患者の監視
- 鎮静担当医は、鎮静薬投与前に患者の状態の評価内容を確認する
- 鎮静を実施する当日に、鎮静担当医は検査前の最終飲食時刻、鎮静当日の急性気道感染症状の有無、当日使用する鎮静薬の禁忌事項に該当していないこと、鎮静直前のバイタルサインの4つを確認しなければならない
- 鎮静担当医は、使用する薬剤の特性や禁忌事項、また起こりうる有害事象に対する知識と対応する技術を持つものでなければならない
- 急変時に必要となる物品は、患者のサイズにあったものを準備し、かつ破損などがなく、すぐに使用できる状態であることを確認しておかなければならない
- 救急カート（あるいは救急カートに準ずる物品のセット）についても、MRI 検査室のすぐ近くで、かつ磁場の影響を受けない場所において使用できる状態で準備しておかなければならない
- MRI 対応したパルスオキシメーターは必ず準備する
- 緊急時にはすぐに応援の医師を呼ぶことができる体制を確立し、かつ応援を呼ぶ手順が誰にもわかるように準備する
- 鎮静開始後から覚醒まで、患者の異常を瞬時に検出して適切に対応できるよう、患者の監視に専念する医師または看護師を配置する
- 鎮静中の患者監視に専念する医師または看護師は、患者に蘇生が必要な状態になった

とき、バックアップ体制を立ち上げ、応援の医師たちが集まるまで、気道確保や用手換気を開始する
- 鎮静中の患者監視に専念する医師または看護師は、小児患者に対して最低限、気道確保や用手換気が確実に実施できる人員でなければならない
- 鎮静中の患者監視に専念する医師または看護師は、検査室内または操作室内で患者の様子や生体情報モニター類を監視しなければならない
- MRIに対応したパルスオキシメーターを用いて、酸素化を持続的に監視しなければならない
- 鎮静中の患者監視に専念する医師または看護師は、監視内容を記録用紙に記録する
- 鎮静実施中は、酸素飽和度および心拍数は経時的に監視し、異常値を認めたり、なにか事象が発生したりすれば適宜記録用紙に記載する

第Ⅷ章．検査終了後のケアと覚醒の確認

監視の場所および監視の人員は以下の要件を満たす必要がある
- 検査終了後、回復するまで監視を行う場所は、MRIによる磁気の影響を受けることなく監視に専念できる場所である
- パルスオキシメーター、酸素投与、吸引処置が使用できる
- 蘇生に必要となる物品が使用できる状態にある
- 気道確保などの蘇生行為を行うことができる人員が容易にアクセスできる
- 覚醒まで、患者の異常を瞬時に検出し適宜対応できるように、患者の監視に専念する医師または看護師を配置する

監視項目は以下の要件を満たす必要がある
- 監視の際には、パルスオキシメーターを装着する
- 検査終了後は、覚醒がえられるまでは経時的に監視し、かつ異常値を認めたり、なにか事象が発生したりすれば適宜記録用紙に記載をする

- 監視中に異常が生じた場合、速やかに対応できるために、どのように連絡するか、誰が検査室に救援に向かうか、蘇生行為をどこ（必ず検査室の外）で実施するか、緊急時の器具をどこに設置するかなどの手順を作成する
- 帰宅には以下の条件を必ずすべて満たす
  - バイタルサインに異常を認めないこと（検査前の値に戻っていること）
  - 意識状態が鎮静を行う前の状態に近づくこと
  - （発達段階に応じて）自力歩行が可能になること（必要に応じて介助を行うことは可）
  - （発達段階に応じて）介助なしで座位を保持することができること
  - （発達段階に応じて）意味のある発語を認めること
  - 努力呼吸や異常呼吸音を認めず、呼吸状態が安定していること

- ➢ 自発的に飲水ができ、嘔吐をしないこと
  - ➢ 酸素投与や吸引などの処置を必要としないこと
- 帰宅の際には下記の要件を必ず確認する
  - ➢ 自宅で監視を続けることのできる保護者が確保できること
  - ➢ 保護者に対し帰宅時の説明、指導を行えること
  - ➢ 帰宅後患者に異常が発生した時の連絡方法の確認ができていること
  - ➢ 外来再診予約や処方薬の必要性について確認できていること
- 帰宅前には、鎮静後に起こり得る事象に対する説明、その対応方法などを家族に必ず指導する
- 帰宅の条件を満たさない場合は入院あるいは転院を必ず考慮する
- 一般病室への移動には以下の条件を全て満たす
  - ➢ バイタルサインに異常を認めないこと（検査前の値に戻っていること）
  - ➢ 意識状態が鎮静を行う前の状態に近づくこと
  - ➢ 努力呼吸や異常呼吸音を認めず、呼吸状態が安定していること
  - ➢ 酸素投与や吸引などの処置を必要とせずに移動できること
- 一般病室への移動の際には下記の要件を必ず確認する
  - ➢ 一般病室において、患者が鎮静前の活動レベルに回復するまで、パルスオキシメーターによる継続的監視が可能であり、かつ異常時には早急に対処できる体制であること
- 一般病室帰室後、飲水開始時、および（発達レベルに応じて）歩行開始時には、必ず看護師が介助し安全を確認する

(B) 強く推奨する：現時点で実施することを強く推奨する
第Ⅱ章．言葉の定義
- 検査依頼医は、必要な情報が MRI にて得られるかどうかを、症例に応じてあらかじめ診断医と話し合う
- 診断医は、検査適応と内容、得られる情報について症例に応じて検査依頼医と十分に話し合う
- 診断医は、鎮静担当医とは兼ねない

第Ⅲ章．MRI 検査の適応とリスクの説明と同意
- できれば MRI と小児の特性に関する専門知識が充分な診断医がいる施設で、検査依頼医と診断医が適応と検査内容について十分に話し合った上で検査を行う
- 一部の検査の拒否（造影剤使用など）も想定して、承諾または拒否を署名する欄を同時に設けておく
- 用意した承諾書以外に説明・同意された内容は、もれなくカルテに記録を残しておく
- 家族が同意を撤回した場合は、その理由をカルテに記載しておく

第V章．緊急時のためのバックアップ体制

- MRI 検査室内に酸素と吸引の配管設置をする．現施設に無い場合は，MRI 検査室の新設，機器更新時に，酸素と吸引の配管を設置する
- 緊急時や蘇生時に対応するバックアップチーム（麻酔科医，救急医などから構成される）を設置する
- 夜間や休日など，院内に人材が手薄な時間帯にどのような緊急事態対応体制をとるかを事前に定めておく
- 麻酔科医や救急医など，緊急時対応の専門家が院内にいる場合は，これらの専門家が鎮静下 MRI 検査実施に対する緊急時体制に関わる
- 検査エリアを新設・改築する時は，隣接する領域の中に救命・蘇生処置を行える場所を確保し，酸素・吸引などの配管を設置する
- 救急カートにどういった機器，器具，薬剤を配置するかは，緊急時対応バックアップチームと事前に相談する
- 薬剤は緊急対応しやすいように，体重ごとの投与量換算表などを添付する

第VI章．鎮静前の経口摂取の制限

- 経口摂取の制限に関しては，一般的に全身麻酔前に行われる 2-4-6 のルールで行う
- 緊急検査において，緊急性が高くかつ誤嚥の危険性も高い場合は，気管挿管を行ってから鎮静を行う

第VII章．患者の監視

- 鎮静担当医は，確認事項を漏れなく確認するため，チェックリストを利用する
- チェック項目は担当看護師など複数名で確認する
- 急変時に必要となる物品は，患者のサイズにあったものを準備し，かつ破損などがなく，すぐに使用できる状態であることを確認する
- 救急カートについても，MRI 検査室のすぐ近くで，かつ磁場の影響を受けない場所において使用できる状態で準備する
- MRI 対応の呼気終末二酸化炭素のモニター（カプノメーター）を MRI 装置更新時に導入する
- 少なくとも MRI 装置更新時には，操作室内から患者を監視できるように，2 方向以上からのモニターカメラを設置する
- 目視あるいはカメラの画像を通して呼吸状態（呼吸による胸部の動き）を監視する

第VIII章．検査終了後のケアと覚醒の確認

- 検査終了後，検査部門外の監視場所まで移動しなければならない場合は，鎮静担当医が同行して監視場所にて引き継ぐ
- 外来患者の帰宅，入院患者の一般病室への移動の最終確認は，鎮静担当医，あるいは鎮静担当医から依頼された医師が行う
- 帰宅時の指導の際は文書を用いて内容を確認しながら説明し，署名を持って確認する

- 帰宅の条件を満たさずに入院となり、病棟へ移動する必要がある場合、また転院をさせる必要がある場合は、鎮静担当医、あるいは同等レベル以上の技能を持つ医師が同行する
- 入院患者の場合、一般病室への移動する際の最終確認は鎮静担当医、あるいは鎮静担当医から依頼された医師によって行う

(C) 望ましい：現時点では実施が望ましい。現時点では実施できなくても、これから5年程度以内には実施することを強く推奨する

第Ⅲ章．MRI検査の適応とリスクの説明と同意
- 合併症のリスク説明が含まれる造影剤使用の承諾書と鎮静承諾書はそれぞれ分ける

第Ⅶ章．患者の監視
- 換気状態の監視をする為、MRI対応の呼気終末二酸化炭素モニター（カプノメーター）の準備が望ましい
- 血圧低下をきたす可能性がある薬剤を使用するときにはMRI対応の自動血圧計を、不整脈の既往がある患者の鎮静を行うときにはMRI対応の心電図モニターを準備する
- MRIに対応したカプノメーターによる換気の持続的な監視が望ましい
- 血圧低下をきたす可能性がある薬剤を使用するときには血圧を、不整脈の既往がある患者の鎮静を行うときには心電図もそれぞれ監視することが望ましい
- 胸部の動きの監視が可能な場合は呼吸数も、MRIに対応したカプノメーターが利用できる場合は、呼気終末二酸化炭素の値と呼吸数も記録する。監視した酸素飽和度、心拍数、呼吸数、呼気終末二酸化炭素値は5分おきに記録することが望ましい

第Ⅷ章．検査終了後のケアと覚醒の確認
監視場所は以下が望ましい。
- 患者が安心できる場所であり、保護者も同席できる
- MRI検査室から移動距離が短く、検査室の近くにある

監視項目および記録は以下が望ましい。
- カプノメーターを使用する
- 必要に応じ心電図モニターを使用する
- 監視したバイタルサインは5分おきに記録する
- 覚醒がえられた後にも、帰宅の条件、或いは、一般病室への移動の条件を満たすまで、できれば同様の監視記録が望ましい
- 帰宅に関する説明書は2部作成し、1部は保護者へ手渡し、1部は正式文書としてカルテとともに保存する

索　引

■あ行

亜酸化窒素	133
亜酸化窒素吸入鎮静法	116
アタラックスP	96
アナフィラキシー	172
アナペイン	172
アブレーション	94
アレルギー	14
意識レベル	176
異物誤嚥事故	116, 119
異物除去	110
医薬品添付文書	56
咽喉頭反射	46
咽頭狭窄	23, 26
エスクレ坐剤	91
エムラクリーム	173
炎症	26
嘔吐反射	116

■か行

解離性麻酔薬	156
覚醒時反応	158
家族歴	15
合併症	4, 15, 22, 27, 37, 198
カテーテルインターベンション	95
カプノメトリー	177
カプノモニター	43
換気	176
ガントリー	83
ガンマカメラ	104
既往歴	15
気管支喘息	156
キシロカイン	171
帰宅基準	196

帰宅時の説明	70
帰宅の条件	70
気道	16
気道管理	116
救急室における鎮静・鎮痛の特徴	65
吸入鎮静法	116
局所麻酔	116
局所麻酔薬	170
局所麻酔薬中毒	172
局麻クリーム	173
局麻テープ	173
極量	171
記録	72
経胸壁心エコー検査	89
経口飲水可能	201
経口摂取	37
ケタミン	118, 121, 155
検査時鎮静	182
検査時鎮静指針	183
喉頭狭窄	24
喉頭けいれん	42, 155
絞扼反射	116
誤嚥	22
呼気二酸化炭素モニター	8
呼吸器感染症	19

■さ行

最終飲食時間	68
ジアゼパム	118
歯科治療恐怖症	116
磁性体	83
歯石除去	119
ジフェンヒドラミン	168
腫瘍	26

211

索引

循環	176
上気道狭窄	22
静注鎮静薬	131
小腸カプセル内視鏡	110
小腸ダブルバルーン内視鏡	110
小児鎮静ガイドライン	162
静脈硬化療法	110, 113
静脈点滴ルート	33
静脈内鎮静法	116
食道バルーン拡張術	113
ショック	156
人員配置	68
心筋生検	94
神経筋疾患	27
心臓MRI	83
心臓カテーテル	93
身体所見	16
シンチ	182
シンチグラフィ	104
身長	11
心停止	3
心電図	177
ステロイド	14
スニッフィングポジション	42
生体情報モニター機器	69
声門上デバイス	41
絶飲食ガイドライン	47, 182
絶飲食基準	46
絶飲食時間	13
説明義務違反	61
全身麻酔	3, 77
先天性心疾患	93, 168
前投薬法	116
ゾーン	83
ソセゴン	96

■ た行

体重	11
ダウン症候群	26
炭酸水素ナトリウム	171
チオペンタール	147
チトクローム P450	14
鎮静スケール	79
鎮静中の監視と記録	69
鎮静の計画	68
鎮静の分類	76
鎮静前の評価	67
鎮静を行う際に準備しておくべき物品	67
鎮静を避ける方法	72
低体重児	116, 119
低年齢児	116, 119
低濃度セボフルラン添加亜酸化窒素吸入鎮静法	119
適応外処方	59
デクスメデトミジン	100, 151
同意書	13
トラマドール	163
トリクロリールシロップ	91
トリクロホスナトリウム	91, 99, 130, 159
トリクロロエタノール	159, 160, 165
トリクロロ酢酸	160, 165

■ な行

内視鏡的逆行性膵胆管造影法	110
20%脂肪乳剤	173
入院歴	15
妊娠	14
脳波検査	99
膿瘍	26

■ は行

バイタルサイン	11
排尿	201
抜歯	119

パルスオキシメトリー	176
バルビタール	147
ハンディキャップ児	116, 119
非観血的血圧測定	177
ヒベルナ	96
フェンタニル	125
物品および環境の準備	66
フルニトラゼパム	118
プレイ・プレパレーション	189
プロポフォール	100, 121, 125, 138
ブロマゼパム	118
米国麻酔学会術前状態分類	13
ペースメーカ	94
ペチロルファン	96
ベンゾジアゼピン系薬	118
ペンレス	173
抱水クロラール	
	91, 99, 130, 159, 165, 167
母乳	169
ポリペクトミー	110

■ま行

麻酔事故	55
マルク	123
ミダゾラム	118, 121, 163, 168
ムコ多糖症	26
メイロン	171
モニタリング	175

■よ

用量外使用	59

■ら行

ラバーダム	117, 121
リドカイン	127, 171
両手法	43
ルンバール	123
レミフェンタニル	121, 125
ロピバカイン	172

■わ

ワクチン	15

■欧文

Amplatzer	94
CPAP	45
deep sedation	77
Feed and wrap 法	129
GABAA レセプター	165
minimal sedation	76
moderate sedation	76
Modified Ramsay Sedation Scale	80
MRI	82, 182
MRI 検査	31, 190
MRI 専用モニター	83
MRI 対応モニター	87
Ramsay スケール	79

			ⓒ
こどもの検査と処置の鎮静・鎮痛			

発　行	2013年10月1日　　初版1刷	
編著者	堀本　　洋	
	木内　恵子	
	諏訪まゆみ	
発行者	株式会社　中外医学社	
	代表取締役　青木　　滋	
	〒162-0805　東京都新宿区矢来町62	
	電　話　　（03）3268-2701（代）	
	振替口座　　00190-1-98814番	

印刷・製本／有限会社祐光　　　　　　　　＜MS・HO＞
ISBN978-4-498-14530-6　　　　　　　　Printed in Japan

JCOPY ＜(社)出版者著作権管理機構　委託出版物＞

本書の無断複写は著作権法上での例外を除き禁じられています．複写される場合は，そのつど事前に，(社)出版者著作権管理機構（電話 03-3513-6969, FAX 03-3513-6979, e-mail: info@jcopy.or.jp）の許諾を得てください．